Deep Sleep

睡眠书

走出焦虑 夜夜深睡

唐婧 著

团结出版社

图书在版编目（C I P）数据

睡眠书 : 走出焦虑　夜夜深睡 / 唐婧著. -- 北京 : 团结出版社, 2021.2
ISBN 978-7-5126-8369-3

Ⅰ. ①睡… Ⅱ. ①唐… Ⅲ. ①失眠—生理心理学 Ⅳ. ①R749.7

中国版本图书馆CIP数据核字(2020)第204924号

出　版： 团结出版社
（北京市东城区东皇城根南街84号　邮编：100006）
电　话：（010）65228880　65244790（出版社）
（010）65238766　85113874　65133603（发行部）
（010）65133603（邮购）
网　址： http://www.tjpress.com
E-mail： zb65244790@vip.163.com
fx65133603@163.com（发行部邮购）
经　销： 全国新华书店
印　装： 天津盛辉印刷有限公司

开　本： 147mm×210mm　32开
印　张： 8.875
字　数： 153千字
版　次： 2021年2月　第1版
印　次： 2021年2月　第1次印刷

书　号： 978-7-5126-8369-3
定　价： 39.80元

目录

第二阶段：自我修通

第三阶段：自我成长

第四阶段：自我疗愈

第五阶段：艺术整合疗愈

世界已在清晨开启了它心中的光芒，

出来吧，我的心，带着你的爱去迎接它。

The world has opened its heart of light in the morning.

Come out, my heart, with your love to meet it.

——泰戈尔《飞鸟集》

前言

走出焦虑，夜夜深睡

我是一个职业心理咨询师，催眠治疗师。

也曾是一个与你一样的失眠患者。

失眠在我的成长经历里，是再熟悉不过的事情。小时候，我的妈妈就常常失眠。她是一位医务工作者，需要 24 小时值班，处理病人和家属复杂的需求。每次值班过后，妈妈就整夜整夜地失眠。长期睡眠紊乱给妈妈的健康带来了很大影响，她在三十多岁的时候就开始大量脱发，面部生长痤疮，习惯性口腔溃疡和便秘。并且，她的很多同事亦是如此。其中严重者，甚至需要常年服用安眠药辅助睡眠。那时候我就想，如果有一天，我能找到办法帮助他们睡着，那该多好。

长大以后，我成为一位心理咨询师，在从业的早年间，失眠也是不断困扰我的问题。常常在接洽了大量个案后，来访者的情绪余波会持续困扰我。深夜躺在床上，纵使身体极度疲惫，大脑仍思绪翻涌、无法平息。白天又精力涣散，醒不过来又睡不踏实。这样的状况大约持续了 5 年。直到我开始学习催眠疗法，失眠的困境才获得改善。

此后，我开始尝试将催眠疗法应用到心理治疗中来。以心理治疗的思路和脉络，帮助来访者调整焦虑和压抑的心理状态，再通过催眠疗法，帮助来访者恢复规律的睡眠。经过多年与来访者的共同探索和经验总结，这一套心理疗愈体系也愈加成熟，并且疗效显著。

2016 年 6 月，一个偶然的机会，我的一位焦虑失眠的来访者因突发急病需要住院，不得不暂时中断咨询。入院前，他拜托我给他录几条催眠音频，这样他在医院里睡不着的时候可以听。于是我购置了简陋的录音设备，录制了我的第一条催眠音频。他请我上传到喜马拉雅 FM 电台以方便他随时收听，于是，我便这样做了。

没想到，这次偶然却让我的催眠成为了众多失眠听众的“睡前安眠曲”。渐渐地，在大家的期待中，我又录制了更多催眠音频和心理课程，上传到了更多的网络平台：蜻蜓 FM、荔枝 FM、冥想心境 App、壹生 App、癌度

App 等。就这样，不知不觉走到了今天。我的催眠音频已遍布全网，被数百万的听众聆听。每个夜晚，都有数以万计的听众在我催眠之声的陪伴下安然入眠。

看到这一切我是欣喜的。有那么多的人，终于可以因此不再饱受失眠的折磨。而与此同时，我深深知道，还有很多人在深夜里辗转反侧，挣扎在失眠的痛苦中。这，便促成了我写作本书的初心。

在本书中，我对常见的三种失眠类型及其应对方法做出了解析和建议，并且针对其中最难治愈的焦虑型失眠做出了重点详细的拆解。这一套身心修复自主训练体系，以专业的心理治疗理论和实践为基础，整合了心理训练体系、催眠与冥想疗法以及艺术疗法，以多位一体的方式，帮助焦虑型失眠患者走出焦虑的困扰，寻获内心的平静与安宁，拥有良好的睡眠。

当你认真读完这一本书，并且按照书中的指引去调节你的生活，你的焦虑就会得到极大的缓解，你的整个身心状态都会得到显著的改善，你的睡眠状态也将完全步入正轨。别人看着你，他们会想："发生了什么？面前这个人怎么变得如此之好？是什么让他发生了这样的改变？"只有你知道，这些，都源于你内心的变化，以及你为此改变而悄然付出的努力。当你变得越来越通透和柔软，世界也会变得更加包容和温暖。

好了，现在就让我们开启这段走出焦虑、夜夜深睡的心灵之旅吧。

愿我的文字和催眠之声，如静夜里皎洁的月光，穿越时空，疗愈你。

唐婧

2020.4.6 于北京

本书使用指南

本书是针对焦虑型失眠患者量身打造的一套身心修复自主训练体系用书，以专业的心理治疗理论和实践为基础，整合了心理训练体系、催眠与冥想疗法以及艺术治疗，以多位一体的方式，帮助焦虑型失眠患者走出焦虑的困扰，寻获内心的平静与安宁，拥有良好的睡眠。

本书包括了五个阶段循序渐进的心理自助训练模块：

第一阶段，自我察觉

帮助你了解焦虑发生的底层心理逻辑、焦虑型人格的自我调整、心理安全感与控制感的恢复、焦虑症状的初步缓解。

第二阶段，自我修通

帮助你发现焦虑的深层核心，有针对性地进行安全感与控制感的修复，摆脱负面的自我暗示，修通内心的淤堵，矫正负面关注的视角，建立积极关注的习惯，学会接纳自己、悦纳生活，建立健康的心理“内循环”体系。

第三阶段，自我成长

从身心关系、自我关系、人际关系 3 个主体脉络出发，辐射 12 个细致的分支关系维度，帮助你做出调整与改变，更好地实现从认知到行为层面的模式优化，实现人格的自我成长与完善。

第四阶段，自我疗愈

焦虑和放松是一组相互拮抗的状态，一个人没有办法既焦虑又放松。所以当你放松了，你就可以不用焦虑了。催眠和冥想都是特别好的放松方式。每天练习一次冥想或催眠，在练习的时候，你的整个身体机能、内脏系统、内分泌系统，都可以得到休息和自我康复。同样地，当身体放松了以后，也会帮助我们的心灵得到放松，我们原本的焦虑状态就能得到缓解，睡眠也就可以得到更好的修复。在本阶段的内容中，我会与大家分享 13 个专业治疗级别的催眠冥想脚本，用于焦虑的缓解、失眠的治疗以及身心的放松与疗愈。

第五阶段，艺术整合疗愈

以“二次创作、自主绘画”的艺术治疗方式，帮助我们从潜意识层面进行情绪的整合、压力的疏解、心灵的疗愈，以实现专注、简单与宁静的内心状态，辅助我们内在的心理能量得到更圆融和完整的统合。

你可以把它当作一本心理调适的自助手册，根据自己的具体问题以及心理状态，有针对性地选用其中对应的疗愈方案，帮助自己疏解压力、调节情绪。你也可以把它当作一本特殊的“人生脚印记录本”，记录下自己生命中这一段自我成长与蜕变的时光，一路走来的收获与感悟，将这段宝贵的生命历程沉淀下来，作为未来送给自己的礼物。

在开始使用它之前，有一些注意事项你需要了解：

1. 本书中所提供的心理疗愈方案，是针对焦虑失眠人群所呈现出来的共性心理困扰的。因此，你可能会发现，这些内容与方案中，有些特别贴合你的情况，但也有一些和你的情况不太一致；又或者，书中提到的不同分类的问题可能全部都集中呈现在你身上；还有可能，你觉得其中的一些话题，还没有做好思想准备去探讨，你还需要一些时间去适应和接纳……没关系，这些都很正常。

因为，我们的心理是一个极具个性化的复杂系统。我们生长于不同的家庭背景和社会文化环境，拥有不同的成长经历，因此，面对相似的困境，每个人的心理感受和心路历程也会有所不同。所以，就“焦虑”这一个普遍的共性心理问题，我们的心理状态却是不同的，既有整体共性又有个性化的差别。

不用太纠结于“为什么我的状况与书中提到的不完全一致，我是不是不正常?”，或者“我的问题怎么横跨了好几个分类，这些症状我都有，我是不是太严重了?”，又或者“我现在还不敢面对这个问题，怎么办?”……都没关系。你只需遵循自己的内心，去选择对应你问题的那些心理疗愈方案，把它们认真完成好，你就会收获到心灵的滋养与内在的成长。当然了，如果你从头到尾完成了其中每一个疗愈步骤，你的收获会更加丰盛、更加美好，你的人生也将由此进入更自由、绚烂的绽放之境。

2. 本书中每一阶段的心理练习都有一个建议完成的时间周期，具体如下。

第一阶段，自我察觉：建议 7~10 天完成

第二阶段，自我修通：建议 7~10 天完成

第三阶段，自我成长：建议 10~15 天完成

第四阶段，自我疗愈：建议持续每天练习

第五阶段，艺术整合疗愈：建议 7~10 天完成

这个时间设置仅仅是一个参考，而不是硬性要求。我知道，在实际生活中，你可能会因为种种因素的牵制，而无法严格按照时间表完成练习。别担心，这些都没有关系，按你舒服的进度来即可，不用勉强和苛求自己。自我心理疗愈是一个伴随我们毕生的事情，不急在朝夕。只要你认真去思考这些心理练习，并且不断地自我反思与总结，疗愈效果就会在你身上稳步出现，这是毋庸置疑的。所以，不用因为“延误了学习时间”而焦虑。我希望，你在做这些心理练习的时候，人是放松的，心是平静的，注意力放在自己身上，不在别处。

3. 尽量将每一课后边的练习都用书写的方式完成，不要仅仅在脑海中思考。你可以直接记录在本书上，同时，另加一本你喜欢的笔记本做补充记录。当你初次写下这些问题的答案时，是对自己内心的一次宝贵探索和反思；而当你再度翻看这些文字的时候，是你跨越时空与曾经的自己对谈。彼时的你，看着现在的自己，又会有怎样不同的领悟和思考？你会见证自己的成长、内心的开阔以及生命的愈发深沉与自由。你会渐渐明白，这不仅仅是一套寻常的心理课程与练习，它更是承载了你毕生记忆的自我探寻与疗愈之书。你将经由一次又一次的探寻与思索，层层蜕变，最终活成那个光彩夺目的

自己。

亲爱的你，准备好了吗？现在，就让我们一起开始这次意义非凡的自我疗愈之旅吧！

开篇记

献给焦虑失眠患者的礼物

——谈谈失眠、焦虑以及“焦虑型人格”

说起失眠，对于翻开这本书的你，一定深有感触。在深夜辗转反侧、无法安睡，白天又缺乏精力、头昏脑涨，真的是特别痛苦的体验。但，如果留意你会发现，其实每个人的失眠都不同。并且，即使对于同一个人来说，在不同的时期，引发失眠的原因可能也不尽相同。因此，想要解决失眠，我们首先需要搞清楚的一件事是：你，究竟属于哪一类失眠？

通常来说，我们可以把失眠概括地分为三种类型。

第一种是生理性的失眠：

它和人体的激素分泌以及生物钟的规律有关。例如，中老年女性的更年期失眠、青年女性的经期失眠，都与雌激素的分泌失衡有关。又比如，产妇的哺乳期失眠，常常是因为婴儿不规律的哺乳时间打乱了妈妈的生物钟；

许多经常值夜班的工作者出现睡眠紊乱，也是因为生物规律被反复打破；还有常见的跨国旅行导致的时差紊乱，也是因为生物钟被打乱而引起的不适。除此以外，老年人以及一些伏案工作者，常年久居室内，户外活动量不足，缺乏适量的人际交往，这样也容易导致生物节律性降低，进而引起失眠。

第二种是食品或者药品的副作用所引起的失眠：

它与我们不健康的饮食摄入或者药物的副作用密切相关。比如，晚上饮食过量或者过于刺激，导致的肠胃难以消化，身体不适，难以入睡。又比如，白天喝了过量的咖啡、茶以及牛磺酸饮料等，或者过量抽烟，引起的失眠。又或者过量饮酒，常常睡到后半夜就醒了，醒后又难以入睡。这些都是不当饮食所引起的失眠。当然，有时也是因为我们服用了某些药物，这些药物的副作用会导致失眠，这种情况在许多慢性病患者的身上较为常见。

以上两种类型的失眠，可以通过调节人体生物钟、改善饮食习惯、使用辅助药物以及配合催眠疗法来实现改善。

对于第一种类型“生理性失眠”，我们可以做以下调节：

1. 调整生物钟，养成规律的作息时间。每天定时睡觉，定时起床，白天保证充足的户外活动量，保证适度的人际交往。

2. 如果存在身体层面的激素水平紊乱，则需要配合药物进行治疗，将人体的激素水平调节平衡，才能实现良好的睡眠。具体药物的使用，需要根据自身情况，征询医生的意见。

对于第二种类型“食品或药品的副作用所引起的失眠”，我们可以做以下调节：

1. 严格戒除咖啡、茶、酒精等影响神经兴奋性的不健康食物，戒除吸烟的不良习惯。因为咖啡因、茶碱、酒精以及香烟内的尼古丁等物质，会扰乱交感神经系统的平衡，干扰人体神经兴奋和抑制生物节律，进而引起失眠。所以，饮食上的节制，不良生活习惯的改善，对于此类失眠的治疗有着极其重要的意义。

2. 改变不健康的饮食习惯。拒绝暴饮暴食，减少辛辣油腻等刺激类食物的摄入。三餐适量，饮食清淡。

3. 如果是药物副作用引起的失眠，需要根据自身情况，征询医生的意见配合服药改善。

只要做到以上几点，再结合本书第四阶段的催眠疗法，调节 1~2 个月的时间，“生理性失眠”以及“食品或药品副作用引起的失眠”即可得到有效改善。

接下来，我想在本书中重点与大家探讨的是第三种类型的失眠，也是我们身边最常见、最复杂、最难以改善的失眠类型——“焦虑性失眠”。

在探讨这个话题之前，让我们先来做一个小测试，看看你的焦虑水平如何。以下这 8 个项目，如果你满足 3 项以上，就说明你已经处于焦虑状态了，满足的项目越多，说明焦虑状态越严重。

1. 每周都会生气 3 次以上；

2. 生气时没有发泄的途径，也没有诉说的习惯；

3. 每周熬夜（晚睡超过 12 点）1 次以上；

4. 每周失眠 1 次以上；

5. 三餐不规律，常因心情不好而不吃或者暴饮暴食；

6. 常感觉紧张和疲惫，白天不清醒，夜晚睡不深；

7. 觉得生活中有很多让人不安的因素，自己难于应对，常担心不好的事情发生；

8. 常有肩颈肌肉紧张疼痛，呼吸不畅，胸闷，胃部疼痛、腹胀或有烧灼感，腹泻，便秘，口腔溃疡，偏头痛等躯体不适症状。

以上 8 项你满足几项呢？这些项目，是否都和你的失眠密切相关？

“焦虑性失眠”，顾名思义，就是由心理上的焦虑感而引发的失眠。患者常常苦恼于工作上的困扰、生活中的压力、人际关系的困境、现实中或想象层面的困难、自我怀疑和不安全感，以及抑郁心境等，焦虑情绪长期淤积于心，得不到疏解，久而久之，就严重影响到了睡眠。

“焦虑性失眠”常常表现为：睡前思绪活跃，脑子里不自觉地思考各种事情，辗转反侧难以平息；身体感觉疲惫却头脑清醒，或者睡不熟、睡眠浅、睡眠时间短、早醒；白天常常感觉头昏脑涨，精力不济，注意力难以集中，心绪烦躁或抑郁，常常无端想哭或者想发脾气；中午躺下想午休一会，又睡不着。与此同时，很多“焦虑性失眠”的患者还伴有躯体上的不适，常见的有：肩颈肌肉紧张疼痛，胃部疼痛、腹胀或有烧灼感，腹泻，便秘，口腔溃疡，偏头痛，以及皮肤病，等等。这些，都是人体过度焦虑的典型表现。

“焦虑性失眠”是我的来访者当中占比最高的问题类型，同时也是痛苦程度最深、最不好解决的问题。因为心理困扰的形成，往往有着错综复杂的根源：有现实的困难、家庭的影响、人际关系的矛盾、我们自身的人格特点，以及我们自己的认知缺陷和思维模式局限。

大部分时候，我们比较容易觉察到的是焦虑的症状层面：心神不宁，脑子里总担心各种事情，似乎一直处于一种警惕的“战备”状态，准备随时应对突发状况，或者总担心有不好的事发生。长期的焦虑情绪如果得不到排解，就会不断累加，进一步引发我们身体层面的症状，例如：严重失眠，疲惫乏力，头脑混沌恍惚，情绪紧张，呼吸不畅，更为严重的会出现肢体发麻不能动弹，心慌憋气，浑身冷汗，晕厥，产生濒死感等阵发性的状况，但是经医院检查，又查不出器质性的病变，这种情况，心理学上叫作“惊恐发作”，又叫“焦虑发作”。

那么，焦虑是怎样产生的呢？除了生活中各种现实层面的压力以外，根据我的心理咨询经验，绝大部分患者的高焦虑状态都与其自身的人格特点密切相关，也就是说，其本身就属于“焦虑型人格”。换句话说，同样的事情和压力，也许对于别人而言不会造成太大的困扰，但是，对于“焦虑型人格”的朋友而言，就会产生很大的压力和困扰，并且久久难以排解掉。

通常而言，“焦虑型人格”的人往往情感细腻丰富，内心细致敏感；在人群中，倾向于奉献与忍让，常常悄无声息地受伤，又默默地平复自己；把感受都藏在心底不让别人知道，常担心别人对自己的评价，不愿给别人添麻烦，也很少有勇气激烈地表达自己的需求和想法，属于生活得很累又容易受伤的类型。

那么，“焦虑型人格”又是怎么形成的呢？通过大量的心理咨询案例，我逐渐发现，“焦虑型人格”的形成与我们的个人成长经历密不可分。常见的有：童年与父母分离、成长环境比较动荡的孩子，因为长期寄人篱下，缺乏安全感，所以生活得小心翼翼、察言观色、焦虑感比较强；此外还有，原生家庭中的父母或抚养者，对孩子过于严格的要求，或者严厉的、指责式的教养方式，让孩子从小就内心压抑，做事谨小慎微，容易内疚和自责，这样的孩子成年后也往往呈现高焦虑的状态……（更多具体内容，我们会在本书第一阶段第三小节中深入探讨。）

我的一位来访者就是典型的“焦虑型人格”。她从小父母离异，由叔叔婶婶抚养长大。寄人篱下的十多年里，她常被两个堂姐欺负，婶婶对她也不好，常无故找茬对她非打即骂。因为没有父母的庇护，她只能忍气吞声、察言观色，尽量躲着家中的是非，即使受了委屈也不敢反抗，只能默默压抑在心里，为此，她从中学时代就开始焦虑失眠。长大后，她离开叔叔家去到外地工作，也有了自己的家庭，但内心仍然充满焦虑。特别是有了孩子以后，焦虑感更为强烈。总是担心孩子的种种，在幼儿园会不会被别的孩子欺负、会不会被老师打骂、会不会吃不饱饭、会不会在玩耍中受伤等，都是生活中的琐事，她却纠结不安，焦虑得彻夜难眠，为此前来咨询求助。

我的另一位来访者也被“焦虑型人格”深深困扰：他的父亲从小对他要求很高，期待他长大一定要出人头地，光耀门楣。所以，小时候他学习一直很刻苦，成绩总是名列前茅。他记得有一次自己被关在家里学习，听见窗外小朋友们在院子里玩，他也想玩，于是不知不觉走神了，呆呆地看着窗外。正巧这时父亲经过看见，大发雷霆，取下腰间的皮带，狠狠抽了他一顿。从此以后，他再也不敢懈怠学习。这样的经历，在童年数不胜数。于是长大以后，他成了一个高焦虑型的人，在工作中总是小心翼翼，害怕出错，领导或者客户稍有不满意，他就焦虑得整夜睡不着。在人际关系中也感觉压力很大，总希望在人前展示出自己完美的一面，不敢让别人失望。在家中也处处谨慎，生怕父母对自己不满意……久而久之，焦虑越来越严重，频繁地出现心慌气短、身体发麻僵木等“焦虑发作”症状，于是向我寻求帮助。

类似以上两位来访者的童年经历，在“焦虑型人格”的人群中不胜枚举。除此以外，“焦虑型人格”的人往往因为谨慎和压抑的性格，还不善于倾诉自己的负面情绪，在人前极力伪装得很好，把所有的压力都憋在心里。久而久之，压抑在内心的负面情绪和心理能量找不到爆发的出口，就从身体层面失控地爆发出来，出现了种种焦虑症状。这种“失控”的爆发往往让焦虑者本身更加感到害怕，就像一些来访者跟我描述的那样，“我疯狂地失眠，吃好几颗安眠药也没用，听催眠曲也听不进去，我害怕自己有一天会疯掉……”

是的，焦虑就是这样一个“心魔”，它有着漫长的、长达数十年的生长路径和累积过程，又由无数现实中的压力事件雪上加霜而产生，可谓是“冰冻三尺，非一日之寒”。所以，它解决起来也尤为困难，需要一个漫长的自我成长和心理调节的过程。

服用抗焦虑的药物可以起到一定的缓解效果，但吃药只能帮助缓解身体层面的症状，而不能真正解决心理上深层次的问题。所以，你会留意到，仅仅通过服药治疗焦虑的患者，症状会不断地复发。因为心理层面的问题没有得到解决，人格状态和思维模式没有得到调整，焦虑也不可能从根源上得到解决。只有从心理层面进行深入的问题发掘，去看到创伤，去清理伤口，去疏导和修通，去包扎和缝合，才能让我们的心结打开，让内心压抑的能量释放出来，我们才能跟自己握手言和，实现轻松舒展的状态，焦虑也才能真正地离我们而去。

有条件的朋友，建议寻求专业的心理咨询师进行心理疏导。而如果条件不允许，我们也可以通过自学本书中的心理调节技巧，来帮助自己发现内心的淤堵、觉察潜意识深处的创伤、看到自己身上卡住的问题，并且依照科学的心理学方法进行自我调节和改善。经过一段时间的修通和调整，当焦虑情绪得到改善，失眠问题也自然会迎刃而解。

第一阶段：

自我察觉

读懂焦虑的深意（一）：潜意识与意识的冲突

如果，我问你一个独特的问题："你的焦虑带给你什么好处？"你会如何回答？恐怕，这件事你完全没想过吧。你只能想到它如何困扰你——让你夜不能寐，白天胡思乱想、精力涣散、头昏脑涨，做什么事都提不起精神……我了解，你可以轻而易举就说出它几十条"罪状"。然而，如果我告诉你，它本是为了保护你而生，你会做何感想？

仔细回想一下，你有没有观察过大自然里的动物？任何一种动物，大到狮子、老虎、鳄鱼等掠食型猛兽，小到鸟类、鼠类、鱼类等较为温驯的动物，哪一种动物不焦虑？它们为了捕食而焦虑，为了躲避天敌而焦虑，为了争夺配偶而焦虑，为了保护和养育幼崽而焦虑……没有任何一种动物活得舒舒坦坦、无忧无虑，因此，焦虑本就是自然界的常态。我们无法消灭焦虑。换句话说，我们无法彻底"治愈"焦虑。我们只能找到一个较为舒缓的方式，去与它共存。

"焦虑对你而言，有着怎样的好处？"静下心来，仔细去思考这个问题。

在心理咨询里，我们常说一句话：所有的症状对于当事人而言，都是“有好处的”。这种“好处”，指的是我们在潜意识层面的心理获益。我们为什么一再重复某种“症状”，比如焦虑、失眠、抑郁，那是因为，在潜意识层面我们收获了“甜头”。因此，这些“症状”便有了赖以生存的“心理资源”，从此不断循环往复，以获取这种心理收益。所以，这些症状其实是有其“功能”的。想要解除焦虑的困扰，我们首先需要破解焦虑这个症状的“功能”——它是为了什么而存在，我们究竟贪恋它所带来的什么“好处”。

说到这里，我们需要了解一下，什么是意识？什么是潜意识？

精神分析学之父弗洛伊德认为，在我们的意识深处，有一处从未被留意过的隐秘版图，在那里，有着未知的强大的力量，我们对它的了解始终极其匮乏——就好像漂浮在大海上的冰山，露出海面的部分不过十之一二，还有十之八九隐藏在海面之下，无时无刻不在控制和影响着本体——那隐藏起来的巨大山体，就是潜意识。潜意识是我们整个意识结构的幕后主宰。人类所有一切的行为、想法和感受统统受到它的影响。

简而言之，意识就是我们日常可以察觉到的自己的想法。而潜意识，就是我们日常所察觉不到的但却对我们的一切行为产生深刻影响的那一部分隐秘的意识结构。

焦虑的产生，往往是由于潜意识里的心理需求与意识层面的自我要求产生了冲突，于是便导致了我们内心的种种挣扎和痛苦。举一个我咨询中的例子，或许可以更好地帮助你理解这个概念。

我的来访者，39 岁的 M 女士，是一位私营企业的企业主。因为严重的焦虑，她夜夜失眠。白天头痛欲裂，抑郁，敏感，常常无端哭泣，已经一年多不能正常工作。为此她心急如焚，访遍国内外的名医，迫切地想要好起来。见到我的时候，她说："在你之前，我已经找过好多位知名心理医生，他们都看不好我，放弃我了，还有医生被我搞崩溃的。我来找你，也只是抱着一线希望试一试。"

在之后的几次咨询中，果然，每次她都给我反馈说，上一次的咨询毫无帮助，她的状况一如既往的糟糕。而令人意外的是，她却不肯结束咨询，总说，再试一次，或许这次会有效。察觉到这一切，我意识到，她的意识和潜意识层面在进行激烈的冲突与交锋。一方面，意识层面想积极寻求治疗，所以她看起来求助意识强烈，不愿结束咨询，执意想"再试一次"。但另一方面，潜意识里却非常抗拒，希望通过挫败咨询师的方式，引得咨询师放弃对她的治疗。也就是说，她潜意识里根本不想好。

于是，在之后的一次咨询中，我请她思考这么一个问题——焦虑带给了她什么样的好处？她觉得又好气又好笑："焦虑还能有好处？它让我这么痛苦、把我折磨得生不如死，它要是有好处，我还到处奔波求治干什么？"

我请她静下心来，仔细回忆："在焦虑发生前，你有没有什么愿望和想法一直无法实现，但在焦虑发生后，却实现了？"

她想了想，沉默了片刻，说："还真有。在此之前，将近10年的时间里，我每天都在疯狂工作。你不知道有多累，公司里里外外都是我一个人，压力特别大。大家都叫我'拼命三娘'，可我不拼命能行吗？我先生他根本不行，没有商业头脑，思考问题又不成熟，什么忙都帮不上，以他的能力根本管不好这个公司。那时候，我最大的心愿就是能有时间好好休个假，待在家，每天一觉睡到大天亮，什么都不想。但是不行，我不敢，我要是休息了，公司怎么办？倒是现在，我的焦虑这么严重，想管也管不了了，只能把公司交给我先生。随他去吧，管成什么样算什么样。现在休长假的愿望倒是实现了，公司也不用我管了，但就是焦虑，睡不着。"

她说完，我提示她，"你看到了吗？焦虑其实是你潜意识的一个'办法'。因为你太累、太想休息、太想逃避来自于公司的一切压力，但你的意识层面又不允许自己逃避。所以，你的潜意识想出了这样一个聪明的‘办法’来保护你。它给了你‘焦虑’这个症状，让你的身体承受痛苦，从而得到了一个理直气壮的借口，去逃避这一切压力。仔细去感受一下，是不是这样？其实，你的潜意识里并不想好，因为好了，你就需要再度回去面对所有压力了。所以，你给予你的每一任心理医生否认和挫败，是你的潜意识里希望他们放弃对你的治疗。但你的意识层面却希望自己赶紧好起来，再度回归到工作状态中，给自己带来安全感。如此，意识和潜意识的冲突，便形成了当下强烈的焦虑，让你日夜难安。”

她看了我半晌，深深点了点头，“原来是这样……”

类似上面这样的案例，在我的焦虑来访者当中比比皆是，在你的生活中也随处可见。比如，经历过高考的朋友们就对此深有体会。有很多考生临上场时，由于过度焦虑而发生腹泻、头晕、浑身冷汗，甚至晕倒等严重的焦虑症状，其实，就是意识层面和潜意识层面的激烈冲突所致。意识层面我们告诉自己，高考很重要，十年寒窗苦读，成败在此一举，一定要好好表现。但潜意识层面却出于本能的自我保护，想要逃避这种压力，不愿承担这份重责，结果，身体跟随了潜意识的想法，出现了种种焦虑症状，让自己从高考中退了下来。原来，焦虑是为了满足我们潜意识中的愿望而产生，它的作用是保护我们，以一种特殊的方式帮我们逃离外界的压力。

说到这里，你对自己的焦虑是否又多了一些理解和反思？也许你会问，我们为什么要这样大费周章地追溯焦虑产生的源头，这对于焦虑的缓解又有什么帮助呢？精神分析学之父弗洛伊德认为，当潜意识中的压抑和冲突呈现到意识层面，被意识所察觉后，原先的症状就会得到减轻和消退（精神分析把这个过程称为“潜意识的意识化”）。因此，当我们认识到自己潜意识当中焦虑产生的原因以后，焦虑的症状就会相应地得到减轻和消退。与此同时，在了解到潜意识与意识的冲突后，你还可以做出努力去调整，帮助自己平衡或缓和其中的冲突，如此，也可以让焦虑症状得到缓解。

以下这个练习，可以帮助我们做一些思考和探索，更好地察觉和理解潜意识与意识层面的冲突。当我们找到这些冲突以后，焦虑的症状就会得到一定程度的缓解和消退。

潜意识探索练习：潜意识与意识的冲突

1. 你的焦虑带给你哪些痛苦，以及导致哪些“后果”？

2. 你的焦虑（以及焦虑导致的后果）带给你哪些“好处”？

3. 你猜，你潜意识层面的需求是什么？

4. 你猜，你的意识层面如何看待潜意识层面的需求？

5. 你猜，你的意识层面对你有哪些要求？

____

____

6. 你打算做哪些调整，帮助平衡或缓和“潜意识层面的需求”与“意识层面的要求”？

____

____

读懂焦虑的深意（二）：生存危机感与死亡焦虑

在我的咨询室中，常常有来访者因为“胡思乱想”所引起的焦虑前来咨询。

比如，W 女士，自汶川地震以后就一直担心，害怕北京也会发生地震。她说：“北京的城市下边都被掏空了，都是地铁，万一地震了怎么办？我们逃都逃不出去！”为此，她认真地考虑要离开北京，想去另一个安全的城市生活。但苦于一直没有找到绝对安全的城市，所以迟迟没有行动。

又比如，H 先生，自从身边几位朋友陆续查出了癌症，他为此深感不安。担心北京的空气污染严重、工作压力大、生活节奏快，他说，这些都是癌症的诱因。他打算攒够了钱就带着妻儿回老家，去山清水秀的南方小城生活。他说，老家自然环境好，不会得癌。谁知过了不久，听说老家的一位亲戚也患癌了，他焦虑得彻夜难眠：“这可怎么办？我该躲到哪里去？”

还有一位来访者 G 女士，她对于食品安全特别焦虑。牛奶不敢喝，怕有三聚氰胺；水果不敢吃，怕有膨大剂；

蔬菜怕有农药残留；肉类怕有促进生长的激素……每天买菜于她而言就是最大的煎熬，吃了怕被毒死，不吃又会饿死，于是非常焦虑。

我的另一位来访者 J 女士有着更为广泛的焦虑。在美容院修眉毛刮坏了一点皮肤，她担心可能感染艾滋病；在外边上厕所，马桶里的水溅了一点在身上，她紧张可能感染性病；家中装修贴了壁纸，她担心会有污染，怕家人得白血病；听说有的幼儿园发生了教师虐待孩子的事件，她就吓得不敢让孩子去幼儿园……生活得非常焦虑，处处小心。

类似的例子不胜枚举。这些，都是我们生活中常见的“生存危机感”，或者，你也可以把它称为“死亡焦虑”。虽然当事人自己也知道，这些想法都是杞人忧天，却无法停止担忧和焦虑，总是想象事情最坏的可能性会发生在自己身上。

那么，为什么我们会有这样的“死亡焦虑”呢？

精神分析学之父弗洛伊德认为，人有两大本能：生本能和死本能。生本能主要体现于爱、性以及与人类生存繁衍有关的社会行为。死本能则是破坏性的本能，它包括战争、暴力、攻击性行为等，它与人类走向死亡的必然趋势紧密相连。生本能和死本能普遍存在于人类的每一个个体身上，是指导人类一切行为的强大的终极内驱力。

存在主义心理学家欧文·亚隆在其著作《直视骄阳》中这样说道："个人体验和临床工作告诉我，对死亡的焦虑伴随着整个人生。""对于有些人来说，这种恐惧不会直接出现，它乔装打扮成心理疾病，或是一种普遍的不如意感；有些人却体验到一种明显的、能够意识到的死亡焦虑；还有一些人陷入死亡恐惧，完全不能享受人生的欢乐和满足。"亚隆认为，"死亡恐惧造成了一系列貌似与之并不相关的问题。""许多人所患的焦虑、抑郁等症状，皆是由死亡恐惧所引发。"

人们在日常生活中，或多或少都亲历过死亡的感觉。比如在梦中经历自己和他人的死亡，在文学作品和影视剧当中感受过死亡，或者不慎被水呛到、被食物噎到，又或者在疾病状态下，感受到窒息、身体发麻、呼吸困难、心脏压抑等类似的濒死感。正因为死亡离我们如此之近，死亡焦虑才会与我们如影随形。

关于"死亡焦虑"的产生，常常与三个因素有关：一是我们的生物本能，二是后天的经验学习，三是我们的创伤经历。

说起生物本能，这一点不难理解。所有动物的本能都是生存下去，人类也一样。而死亡焦虑是人类得以在生物进化史中生存和繁衍下来的重要保障。人们对生活中种种已知和未知的风险做出推测和想象，对于其中威胁自身的部分提前做出应对方案。死亡焦虑存在的积极意义，就是促使人们去做这些“灾备方案”，以此提高个体的抗灾能力，进而提高整个种群的生存能力。因此，死亡焦虑于我们每个人而言，是一种生物本能。

既然是本能，为什么每个人感受到的死亡焦虑会有程度上的不同呢？

在心理学上，精神分析理论认为，一个人的人格发展水平（你可以近似地把它理解为心理健康的水平），很大程度上取决于童年期他在原生家庭中所获得的安全感，尤其是他与父母的依恋关系的质量高低。

往往得到父母较多的爱和关注，以及与父母依恋关系好的孩子，在成年以后，人格发展的水平比较完善，能够拥有稳定的安全感、自信感以及人际交往的良好能力，他的总体焦虑水平以及死亡焦虑程度都会比较低。

与之相反，如果童年期与父母分离，或者被父母忽略、虐待、贬损、打击，或者父母本身就关系不好，常常争吵、冷战、互相攻击，原生家庭的氛围就缺乏爱和安全感，这样的孩子成长起来，就会存在人格缺陷，死亡焦虑也会比较明显。例如，他们会缺乏安全感，容易焦虑、自卑、敏感多疑，自我封闭，人际交往不良等。

为什么会这样呢？因为，在孩子年幼的时期，无法依靠自己独立生存下去。原生家庭的爱的质量，就意味着生存的基本保障。童年期爱的缺失或不健全，对孩子而言，就意味着强烈的死亡恐惧。而一个人，如果在生命早期就饱受死亡恐惧的折磨，这种焦虑感会给他造成极其深刻的印象，进而影响到他的一生，形成我们所说的“高焦虑型人格”。与此同时，这种“高焦虑型”的人格特点，反过来又会加剧他本身对于焦虑的敏感度，形成一个恶性循环。因此，“高焦虑型人格”的人往往是“死亡焦虑”的易感人群。

另外，引起死亡焦虑的还有一个重要因素——“后天经验的学习”。我们对死亡的焦虑感，很大程度上也是社会学习的结果。

例如，艾滋病是什么？也许我们原本并不知道。但通过学习，我们知道那是一种极其可怕且无法有效治愈的疾病，它通过血液和体液进行传播。于是，我的来访者在刮破眉毛以后，会产生对艾滋病的联想和恐惧。

又比如，一位医生朋友告诉我，他的同事、一位 42 岁的肿瘤科医生被查出罹患胰腺癌晚期。通常这个病程阶段，病人仍可以存活半年左右。但这位肿瘤科医生，由于太过了解胰腺癌的整个病程，从确诊的那一刻起，就放弃了对治疗的幻想，确定了对死亡的预期。所以，仅仅 14 天，他就撒手人寰，快到令人措手不及。由此可见，这种“社会学习的结果”，不但加剧了他的死亡焦虑，甚至实质性地加速了他的死亡。

而与之相对，另外一则社会新闻则很有趣。2018年，泰国12名少年足球队员进入一国家公园的洞穴内探险被困。当时洞内的空气含氧量只有13%，而一旦含氧量跌至6%以下，人就会出现痉挛乃至呼吸心跳停止。他们被困的洞口非常狭窄，只能由救援人员带着他们一个一个地潜水出来。营救难度非常大，甚至有两位救援人员在途中丧生。即便如此，被困10天后，孩子们仍奇迹般地跟着救援人员潜游出洞口，全部获救生还。这个故事里，让人慨叹的不仅是少年顽强、不放弃的生命精神。同时，我们不难想到，正因为他们是少年，初生牛犊不怕虎，对于死亡的了解没有成人那般经验丰富，对于死亡的预期也没有成人那样成熟，所以，他们才能保有对生命乐观的期望，没有放弃、没有绝望。我们做一个假设，如果被困在洞内的是一群成年人，那结果又会如何？

除了对死亡的了解和预期以外，死亡焦虑还常源于目睹或亲历灾难所带来的心理冲击和创伤。

比如，我小的时候，就曾目睹母亲被一辆刹车失灵的吉普车撞击。由于这种创伤，长大以后我一过马路就感到焦虑，害怕自己也会被车撞到。

又比如，我的来访者K先生是个新闻记者。在一次高空坠物造成死亡的事故采访中，他目睹了死者的头颅被高空坠落的酒瓶砸碎后整个头部面目全非的样子。这个场景给他造成的心理冲击非常强烈，以至于以后在走路时，他必须要走在道路的正中，完全不敢靠近楼下，接近楼下就觉得焦虑，心慌发抖。

我的另一位来访者Y先生，他的长子在三年前的滑雪事故中不幸丧生。目睹了哥哥的事故后，Y先生的次子对雪产生了严重恐惧，冬天一下雪就焦虑害怕，甚至不敢出门上学，生怕摔倒了会像哥哥一样死去。

由此可见，死亡焦虑真的与我们如影随形，无处不在。那么，我们可以做点什么帮助自己缓解死亡焦虑呢？以下办法大家可以参考，对我们缓解“死亡焦虑”会有很大帮助。

1. 察觉一下自己的成长经历：我的“死亡焦虑”，它产生的深层次根源可能在哪里？与哪些事件密切相关？把你想到的内容记录下来，它们都是你深入了解自己的重要线索。

* 提示：回顾你的原生家庭、父母关系、童年的安全感、生命中经历过的重大事件，有哪些曾对你的安全感造成过强烈冲击？你曾目睹、耳闻，或者亲身经历过哪些与死亡相关的心理创伤事件？或者身边朋友的故事、

电影中的片段、社会新闻等，有没有哪些曾严重影响到你的心理安全感？把它们记录下来，写在下面。

____

____

____

____

写下来以后，找一个安静独处的时间，看着它们，尝试与自己的内心深处对话，与这些心理创伤做和解：

（1）对于那些发生在我们生命早年经历中的心理创伤，我们可以用“关照内心小孩”的方法去安抚它。

在创伤事件发生时，你还是孩子，那样地弱小和无力，没有办法保护自己。而现在，你已经长大了，成为一个有能力保护自己的人。请你在内心拥抱那个当时的自己（那个无助的小孩），就像父母温暖地呵护着孩子一样，轻轻地对他说：“孩子，别怕，你已经长大了。现在的你很安全，你有足够的能力和力量可以保护自己，并且你也曾无数次成功地做到了。你已经不再是当年那个无助的小孩。当年的事情已经过去，它再也不会发生。你是安全的，以后都安全了。从今以后，我会好好地保护你，再也没有任何人和事可以那样伤害到你。”当然，你还可以根据自己的需求修改这段话，让自己感到更加温暖和安慰。把这段话对自己重复几次，你会感受到内在的不安渐渐平复下来，原先的焦虑和恐惧会得到很大的缓解。

（2）对于那些社会事件、电影片段，或者身边人的经历对我们造成的心理创伤，往往是因为我们自己的情感卷入而引起的“共鸣性创伤”。这种情况下，我们可以尝试用几个自我反思的问题将自己抽离出来。

i. 这件事情已经过去，虽然它对我影响很大，但在整个事情里，比起那位受害者，我是幸运的，我幸运在哪些地方？

____

____

ii. 为了避免未来发生类似的情况，我可以采取什么防范措施？

____

____

iii. 假如未来我遇到这样的危险，我可以做些什么来最大限度地保护自己？

____

____

2. 自我察觉：当我在经历“死亡焦虑”，或者害怕死亡的时候，我到底害怕的是什么？

例如，我的一位来访者，她在体检时查出自己天生只有一个肾。在这以后，她开始过度关注自己的健康，总担心自己哪里会出问题，常常跑到医院做检查。晚上焦虑得睡不着，生怕自己哪一天会突然死掉。她在咨询中告诉我，因为曾在电视上看到过一个采访肾透析患者的节目，她就联想到自己只有一个肾，以后会不会得肾病，会不会需要做透析，那该多痛苦啊，不要不要，太可怕了，越想越害怕……

又如，我的另一位来访者常常出差，却害怕坐飞机。因为害怕万一发生空难，自己 6 岁的女儿怎么办。女儿还那么小，要是失去妈妈该多可怜。所以每次出差她都很焦虑，为此她甚至考虑要不要辞掉这份工作。

在这两个故事中，我们可以看到，同样是“死亡焦虑”，但其实她们害怕的内容是不同的。第一位来访者害怕的是“自己可能会遭受痛苦”；而第二位来访者担心的是“女儿该有多可怜”。所以，我们也可以自我察觉一下，当我在经历“死亡焦虑”，或者害怕死亡的时候，我到底害怕的是什么？请记录下来。

____

____

察觉到“自己害怕的到底是什么”以后，让我们来对此做个“灾备方案”：

i. 我可以做些什么，以最大限度地避免我所担心的事情发生？

* 提示：例如，“定期体检、锻炼身体、注意饮食健康，就可以最大限度地保证我的肾脏健康，这样我就不会需要做肾透析”；又如，“我换一份工作，不需要常常出差，这样就不需要担心飞机失事的危险了”……这些都是上边提到的两位来访者所做的灾备方案，那你的“灾备方案”呢？把它们写下来。

____

____

ii. 假设，我所担心的最坏状况真的发生了，我至少可以提前做些什么，让事情不至于那么糟糕？

* 提示：比如，“假如我真的有一天需要做肾透析，那怎么办？至少我可以提前把治疗费用准备好，保证我有钱治病。那么，我提前买好一份医疗保险可能会对此有帮助”。又比如，“假如有一天我真的遭遇了意外，那孩子怎么办？或许，我可以提前给孩子订一个金融的信托服务。即使我不在了，孩子还可以每年从信托机构领到一笔钱，支付她的抚养费用，这样女儿的生活也还会有一定的经济保障”。……这些都是上边提到的两位来访者所做的灾备方案，你的“灾备方案”呢？把它们写下来。

____

____

____

当做完这些“灾备方案”以后，你会觉得内心安定很多，死亡焦虑的困扰也会减轻很多。

3. 最后，我要请你去回忆，在当下或者之前的生活中，一定有发生过你成功克服自己的死亡焦虑的事件。我要请你把这些成功事件仔细回想起来：当时你是怎么想的？怎么做的？收到了怎样的效果？让你又看到了自己身上的哪些力量？

____

____

在完成以上的全部步骤以后，你的死亡焦虑会得到很大程度的缓解。如果需要，你可以多次重复以上练习，帮助自己减轻死亡焦虑感。

与此同时，需要强调的是：如果在多次练习后，你的死亡焦虑依然没有改善，你依然深受困扰，这说明，也许状况已超出了你可以自行疗愈的范畴，建议寻求专业心理咨询师的帮助。

“焦虑型人格”的产生及自我调适（一）：“控制型”原生家庭

在本书前面的内容里，我们多次提到了原生家庭及成长历程对于“焦虑型人格”的形成有着极其重要的影响。在接下来的三个小节里，我们将更深入地探讨“焦虑型人格”与原生家庭的关系，以及针对其引发的特定焦虑类型做出具体处理。

首先，让我们来看看“控制型”氛围的原生家庭。顾名思义，“控制型”的意思就是父母（或抚养者）对子女的言行施以管控，一切以符合父母（或抚养者）的期待和意愿为主，对于子女自身的意愿和喜好较为忽略。父母（或抚养者）常常打出的招牌是——“我这都是为你好”。

我的来访者 D 先生就是一个典型的例子。D 先生英俊儒雅，温恭有礼，看上去是一位优秀得无可挑剔的精英才俊。他出身寒门，发奋苦读，刚 40 岁出头就成了领域内知名的医学专家。家中妻贤子孝，父母双全，家境殷实，是多少人眼中羡慕的“人生赢家”。然而，就是这样一位完美的“人生赢家”，却被焦虑折磨得痛苦不堪，夜不能寐，甚至影响到性功能。为了帮他解除焦虑的困扰，我们在咨询室里回顾了他的原生家庭和成长经历。

D先生生长于一个温和有爱的“控制型”原生家庭里。这样描述或许你会有些疑惑——既然温和有爱，又怎么会是控制型的原生家庭呢？当然可以了，别忘了，爱是控制一个人最好的绳索，尤其对于一个母亲而言。D先生的母亲就是这样一位充满爱的“控制型慈母”。

小时候，D先生家境贫寒，家中一共有4个孩子，他是长子。父亲为了养活全家外出务工，常年见不到人，母亲独自经营着一个小卖部，含辛茹苦养育着4个孩子。从小D先生就特别懂事，他知道母亲辛苦，凡事都听妈妈的话。在学校学习优秀，回到家就做家务、照顾弟妹，从不让母亲操心。母亲对他也是赞不绝口，逢人就夸他懂事乖巧。他说，他最害怕母亲掉眼泪，所以事事都顺着母亲。只有母亲满意，他才能安心。

长大后，母亲说：“你去学医吧，好找工作，以后我们看病也方便。”于是他放弃了自己喜欢的法律方向，报考了医学院。毕业时，他本想留在北京发展，但母亲希望他回去，于是他毫不犹豫地回了家乡。原本在大学里他交了一个女朋友，自己很喜欢，但母亲却不喜欢。于是，为了母亲，他狠心放弃了那个女孩，娶了母亲为他挑选的妻子。婚后，虽然和妻子没有共同语言，他也尽量对妻子以礼相待，又如母亲所愿，早早生了一个儿子。但近年来，母亲又想让他生二胎，这一次，他终于绷不住，焦虑爆发了，开始变得情绪化、彻夜失眠、抑郁苦闷、脾气暴躁，频繁与妻子发生口角，不愿回家。

D 先生说，这段时间以来，他一直忍不住设想：假如自己当初没有学医而选择学法律，现在过着怎样的生活？假如自己当初留在北京而没有回老家，现在又过着怎样的生活？假如自己当初和大学女友结婚，而没有选择这位妻子，现在的生活又会如何？……这些假设夜以继日地深深困扰着他，让他夜不能寐。他说，现在的生活在别人眼里完美无缺，在他看来却与他无关。没有一样是他想要的，全部都是母亲想要的。而母亲现在又想要二胎，可他真的不想要了，受不了了。他甚至每天都在想离婚，他不知道自己为什么和这个毫无共同语言的女人一起生活了十多年，还生了一个儿子，现在还要生第二个？他为此感到痛苦焦虑，不知所措。

我问 D 先生，“过去的几十年，你说自己都在按母亲的意愿生活。你知道什么是母亲想要的，那你知道什么是自己想要的吗？”

D 先生思考了很久，说：“年轻的时候或许想过。但现在走到这一步，已经不知道了。只知道生活中的一切都不是自己想要的，却不再知道自己想要什么。”

这个故事里，我们看到了 D 先生被母爱所裹挟和控制的人生。他的焦虑与迷茫，一直都在内心深深压抑着，直到被母亲逼迫“生二胎”这最后一根稻草压垮，才爆发出来。而他的性功能发生问题，也是因为潜意识里根本不想要“二胎”，所以才导致的。

也许你会问，如果没有母亲让其生二胎这件事，D 先生不是也可以好好地生活下去吗？他的焦虑难道不是因为这件事引起的吗？和原生家庭的“控制”有什么关系？当然有关系。此事只是压垮 D 先生的最后一根稻草，即使没有此事，他也终会遇到另一件事压垮他。因为在此之前，他潜意识中所积累的压抑和冲突已经很深了，所以他才会无法停止地反复假设，自己当初如果做了不同的选择，之后会过着怎样的生活。这代表着他的潜意识中，有多么渴望摆脱控制，实现自己的意愿。

其实在我们身边，像 D 先生这样的例子有很多。有时，甚至我们自己也是这个模式的翻版。出于父母（或抚养者）的期待，或者出于内心对父母（或抚养者）喜好的迎合，我们会不自觉地去做一些违背自己本意的选择——去选择一个“好”的学校，选择一份“好”的职业，选择一个“合适”的伴侣，在“合适的年龄”生孩子，在某些事情上表现得“得体和大度”……有太多我们认为“应该”和“对”的事情，原来，不过是来自原生家庭里父母（或抚养者）价值观的束缚。我们的潜意识里极度不情愿、一直在抗拒，意识层面却又告诉我们“你应该这样做”“这样做才是对的”，于是，潜意识的需求和意识层面的要求发生了冲突，焦虑就这样产生了。

不可否认，“控制型”的原生家庭里，父母（或抚养者）都是“为孩子好”的，我们都能体会到这一点。然而，过度的界限侵犯，过度的“为孩子好”、替孩子做决定，也就剥夺了孩子对自己人生和幸福的选择权。

因此，“控制型”原生家庭氛围之下长大的孩子，习惯了去揣摩父母（或抚养者）的心意、去满足别人的需求，也习惯了忽略自己的需求，不太去关注自己想要什么。渐渐地，随着年龄的增长，会变得越来越茫然和焦虑。正如 D 先生所言，“只知道生活中的一切都不是自己想要的，却不知道自己想要什么”。

如果，你也是一个在“控制型”原生家庭中成长起来的孩子；如果，你也在 D 先生的故事里找到了自己的影子，看到了相似的焦虑模式，没关系，让我们从现在开始调整和改变。你只需从原生家庭的控制和父母的期待中跳脱出来，重新寻获自己，找到自己想要什么，发现属于自己的未来的人生路径。当前路不再迷茫，当你有了发自内心渴望达成的目标、渴望实现的生活时，你便会对未来充满热情和希望，你当下的困顿和焦虑就会迎刃而解。

在自我成长和疗愈的路途上，只要出发，就能到达，永远都不会太晚。你值得拥有真正属于自己的人生。

本节的思考练习只有两个，但它们却不简单，或许需要你花费几个星期甚至几个月的时间才能思考出答案。所以不要着急。慢慢想，慢慢答，慢慢修改，慢慢整理。当你完成它们的时候，也就是你前路清晰明了的那一天，同时，焦虑也将不再困扰你。

练习：

1. 什么是你想要的生活？

（请你从生活中的每一个细节的方方面面来考量：比如，你希望自己是什么样的人？什么样的穿着打扮、言谈举止？身边都围绕着什么样的朋友？你想要什么样的工作？每天做着什么样的事情？什么样的工作环境？什么样的工作心情？你想要什么样的伴侣？什么样的亲密关系？我们每天在一起如何相处，如何生活与娱乐？你想要什么样的亲子关系、什么样的父母关系？你希望跟孩子或者父母在一起如何生活、做些什么？……）

2. 你打算为你想要的生活付出哪些努力，或者做一些什么样的具体安排和准备？（请你参照上述的生活蓝图，针对每一个细节做出构想和安排）

或许，你可以参照以下表格中的类目以进行细致思考，这会帮助你更好地梳理自己的需求和计划未来。

	什么是你想要的生活	你打算如何实现它们
兴趣和爱好		
身体和健康		
与伴侣的关系		
与孩子的关系		
与父母的关系		
与朋友的关系		
工作与事业		
金钱与财富		
其他个人愿望		
其他物质需求		
……		

“焦虑型人格”的产生及自我调适（二）：“忽略型”原生家庭

上一小节里，我们探讨了“控制型”的原生家庭氛围所带给我们的人格层面的影响。接下来我们要探讨的是与之相反的“忽略型”原生家庭氛围。

所谓“忽略型”原生家庭氛围是指，父母（或抚养者）给予孩子的爱、关注和肯定不足，对于孩子的需求和感受忽略或漠不关心，因而造成孩子安全感的严重缺乏。“忽略型”家庭氛围成长起来的孩子，在成年以后往往呈现出明显的焦虑型人格特点倾向。他们常常敏感孤独，容易自我怀疑与否定，高度地自我关注（并且常常是负面关注以及细节关注，选择性地关注自己的缺点、自己身上不好的事情，以及反复回忆一些自己没有完成好的细节，并为之深深懊恼）。他们往往对自己要求苛责，内心有着深深的自卑。在人际关系中，常呈现出讨好态，费尽心力想要赢得他人的肯定和关注。或者与之相反，人际关系疏离，与他人刻意保持距离，缩在自己的“保护壳”里。

我的来访者 M 女士就生长于这样一个“忽略型”原生家庭。小时候，家中有她和哥哥两个孩子。父母由于重男轻女的观念，非常偏爱哥哥，对她的态度忽略而冷淡。记忆中，家中所有的荣宠、好事、好东西都属于哥哥，父母总是对哥哥赞不绝口。而她，不管多么努力、学习多好、做家务多认真，父母从来都对她不认可、不在乎。即使哥哥欺负她，妈妈也不说哥哥，反而骂她蠢，“活该被欺负”。这样的成长经历，造就了 M 女士高焦虑的人格特质，在成年以后，各种各样的焦虑一直伴随着她。

M 女士在企业中是一名高管秘书，常常需要公众发言以及处理各种人际关系。每次公众发言以前，M 女士都特别焦虑，反反复复地检查自己的发言稿，生怕其中有任何差错。每次发言后，M 女士又会反复回忆刚才自己发言的过程，回味自己的每一个动作、每一句话、每一个眼神，有没有哪里不恰当。而每次她都能发现不妥的地方，并为此耿耿于怀，十分挫败。在工作当中也是如此。M 女士每发出一封邮件，都要反复检查许多遍。邮件发出以后，她又会反复回想，有没有不恰当的地方，并常常为一些不周密的地方懊恼以及责怪自己。

在人际关系中，M 女士也谨小慎微。每每向别人说一句话，都要掂量再三。担心别人对自己的看法，担心自己有不周全的地方，担心别人误解自己。遇到同事请她帮忙，她既不敢拒绝又不敢答应，生怕自己拒绝会得罪对方，又怕自己答应了却做不好，也会得罪对方。

在家庭生活中，M 女士也很委屈。爱人总是抱怨她敏感、情绪化、“玻璃心”，一句话说不对，她就会胡思乱想很多，不依不饶地闹腾一晚上。M 女士很苦恼，明明自己已经尽力了，却还是无法自控。M 女士常担心爱人有一天会受不了而离开自己。而这个想法，又让她更加情绪化和敏感。

M 女士的焦虑是非常典型的“安全感缺乏型”焦虑，这与她从小生长的“忽略型”原生家庭氛围密切相关。因为童年被忽略，得到的爱和关注不足，孩子严重缺乏安全感，总担心自己做错事情会惹父母（或抚养者）不开心，从而让自己所获得的爱更少。因此会发展出谨小慎微、小心翼翼地讨好及怯懦的性格，正如 M 女士，在人际关系中害怕得罪周围人，从而失去本就稀薄的爱。

与此同时，孩子不论多么努力都得不到父母（或抚养者）的认可，也会让孩子产生严重的自我怀疑和否定，潜意识里觉得自己什么都做不好，觉得自己不值得被爱。正如 M 女士，在工作的各个细节中，反复自我怀疑与否认，以及在亲密关系中所展现出来的“不依不饶”，其实都是严重的不安全感，潜意识里对自己的否定、对失去爱的恐惧。

在“忽略型”原生家庭氛围中成长起来的孩子，是生活得最焦虑和惶恐的。一边拼尽全力地努力，不敢有丝毫懈怠；一边又对自己不断否定，觉得自己怎样都做得不够；一边用尽力气追逐爱与别人的满意；一边又诚惶诚恐，担心身边的爱随时会失去。这样的生活，很疲惫也很消耗心神。

那么成长于“忽略型”原生家庭氛围，我们可以做些什么来帮助自己缓解焦虑呢？以下办法你可以参考与尝试：

1. 调整自我关注的角度，从负面关注转向积极关注

例如，过去我们习惯于寻找生活和工作当中做得不够好、做得不对的地方，那现在我们把关注的角度调整过来，专注于去寻找我们在每件事当中做得好、做得对的部分。

请你把这些做得好的部分一一记录下来，让自己可以亲眼看到，作为呈现给自己的“证据”。每天对这些积极的、好的事情和细节做“复盘”，并且基于这些积极内容对自己作出积极的评价。你可以参照下文这个表格作出记录，建议你将这个练习持续 28 天（28 天是我们身体细胞新陈代谢的一个完整周期，也是新习惯养成的一个心理周期）。在养成这个“积极关注”的习惯后，你的自我怀疑和否认以及由此引发的焦虑，都会得到很大程度

的改善。

记住，在“复盘”的时候，只能关注那些你做得好的地方，不可以写那些你做得不好的地方或你不够满意的地方。当你察觉到自己被之前“负面关注”的惯性所绑架，又开始写不好的方面了，没关系，用笔把它们划掉，在旁边重新写你做得好的地方。多多练习，你就会养成积极关注的习惯，你的自信心以及安全感都会得到很大程度的提高。

	今天我需要“复盘”的事情	这件事里，哪些地方我做得好？好在哪里？	我如何评价自己？
1			
2			
3			
4			
5			
6			
7			

2. 善用积极自我催眠的力量——“成功景象自我催眠法”

在催眠治疗里，有一个很有效的自我催眠方法，叫

“成功景象自我催眠法”。即自己主动去建立一个关于成功的催眠场景，惟妙惟肖地想象每一个细节，好像自己已经成功地完成了某一件事，以此暗示自己，“我具备完成这件事情的能力，并且我将会顺利地完成这件事情”。

“成功景象自我催眠法”，最初来源于体育竞赛中对运动员的心理训练。教练们发现，很多运动员会在真正的比赛中因为焦虑而发挥失常，远远低于自己的正常水平。于是，心理教练开始让运动员们采用观想的办法提前适应比赛。就是在训练的过程中，让运动员想象自己在真正的比赛现场，想象现场的每一个细节，人群的欢呼喝彩，裁判的一举一动，自己亲临比赛的感觉，每一块肌肉的运动，甚至是风吹过皮肤的感觉，想象自己完美的发挥，以及赢得奖牌后的感觉。经过这种训练，运动员的心理素质得到了显著提高，焦虑感得到了极大改善，在比赛中的发挥也更稳定和出色。

“成功景象自我催眠法”背后的原理是，潜意识其实无法准确地分辨想象和现实的区别。当想象成为一种习惯，潜意识会把它识别为现实的部分。所以，在想象中产生的自信感和控制感会延伸到现实生活中，帮助我们实现真实场景下的良好心态。

在我们的现实生活当中，“自我催眠”其实每天都在发生。我们对即将发生的事会做出推断，这件事可能如何演进、可能会是怎样的结果，在我们心中会对此有一个预估和想象。这个想象的场景，就是自我催眠的过程。正如 M 女士，在每次演讲之前都害怕自己出错，其实是因为她在脑海中为自己建构出了一个演讲出错的催眠场景，所以才会如此紧张焦虑。

那么，用“成功景象自我催眠法”我们可以如何逆转这种焦虑状况呢？很简单，在想象中建构一个惟妙惟肖的成功场景就可以了。把每一个细节都想象出来，自己怎样顺利自如地发挥，周围人对自己肯定的认可的表情，现场取得了怎样满意的效果。要把每一个瞬间的细节，全都想象出来。这种想象的过程就是一种自我催眠，就是你的潜意识在告诉自己，“我将会把事情完成得很好，我有能力实现这些”。于是，你会感觉到安定和自信。等到你真正面临现实中的这个场景时，你这种安定和自信的感觉也会真实地迁移过来，让你在现实中得以很好地发挥。与此同时，你的焦虑也就烟消云散了。

现在就开始吧，对每一件即将发生的事情，去想象它最好的结果真实地发生在你眼前。记得，只能想好的，不能想不好的，一定要想着你想要的结果，惟妙惟肖地把那个场景建构出来。你会越来越自信，越来越优秀，焦虑也会随之离你而去。

“焦虑型人格”的产生及自我调适（三）：“高期待型”原生家庭

除了在前面两节我们提到过的“控制型”原生家庭和“忽略型”原生家庭以外，还有一种原生家庭氛围也容易导致“焦虑型人格”的产生，那就是“高期待型”的原生家庭氛围。

所谓“高期待型”的原生家庭氛围，顾名思义，就是父母对孩子的期待很高。常见的有两种情况：

一种是父母本身就很优秀，因此，要求自己的孩子也很优秀，以维护一种“家庭荣誉感”。父母常有的观念是：“我们这种家庭跟别的家庭是不一样的，我们家出来的孩子应该是……样的。”在这样的家庭氛围下，孩子往往很累很辛苦，并且潜意识里认同了父母的观念——出生于如此优秀的家庭，自己的优秀也是理所应当。自己做得好的方面，不应得到特别的嘉奖；而如果有哪些方面没有做好，就会产生强烈的自责感。生长于这类原生家庭的人，压力往往比周围人更大，同时却缺乏应有的成就感，很容易产生焦虑情绪。

另一种情况与之相反。原生家庭中，父母的条件普通或者较差，却迫切希望孩子通过努力变得优秀，以改变自身的命运甚至整个家庭的命运，就是我们常说的“望子成龙”。这种氛围下，家庭中的资源配置往往是高度倾斜的，父母倾其所有，把最好的都给孩子，热切期待着孩子以优秀的成绩作为回报。可想而知，孩子的压力有多大。有时他们会感觉，父母的爱是有条件的——如果自己让父母失望，可能就会失去这样的爱，因而，他们潜意识中会有不安全感。而更多时候，他们的内心有着深深的亏欠感。由于父母倾尽一切的付出，让孩子觉得自己有责任必须达成父母的期待，如果没有达成，孩子就会有强烈的自责和愧疚感，对自己产生怀疑和否认。

我的来访者 K 女士就是一个典型的例子，她因为严重的焦虑失眠以及频繁发作的躯体症状前来咨询。

K 女士的成长经历看起来就像一个“别人家的孩子”。出身于一个中等收入的家庭，从小到大学习成绩优秀，在班级名列前茅，一直是父母的骄傲。K 女士自述，在高考以前，自己过的是众星捧月的生活。只需要学习好就够了，父母和老师都喜欢自己，周围的同学都爱戴自己，快乐是简简单单的事情。但进入大学以后，一切都变得不同。学习不再是评价一个人的唯一标准，周围的同学们都各有各的优秀，自己再也无法出类拔萃、备受瞩目，从那时候开始，她的焦虑症状就开始出现，失眠也常常发生。

父母了解到她的情况，认为是国内大学环境不适合女儿，便支持她转学去了海外。博士毕业后，K 女士任职于海外一家知名公司。按理说，一切本应完美无缺，但 K 女士却出现焦虑症状，找到我进行咨询和治疗。

K 女士说，在外人看来，自己有着体面的职业、优秀的学历、丰厚的收入，俨然一个“人生赢家”。但事实上，自己的内心却忐忑不安。想着父母这些年含辛茹苦，好不容易供出了她一个海外名校的博士生，又有了这么好的工作，她就是父母的骄傲和希望，在外人面前也是父母的面子。于是，对于父母，K 女士报喜不报忧，装作一切都好，让他们放心。但内心里，K 女士却深感孤独寂寞，漂泊在外无依无靠，生活非常艰难。对比周围的同事，个个都是行业精英，自己渺小得不值一提，完全没有存在感和价值感，随时都有被解雇的风险。每天都工作得特别努力，又提心吊胆。好多次她都想，回国算了，国内的生活一定会轻松很多，至少不会像现在一样孤立无援。但又想到父母期待的眼神，他们那么期望她在海外定居下来，她不忍心让父母失望。就这样纠结和撕扯着，内心越来越焦虑，躯体上的焦虑症状也越发严重，频繁地发生心慌心悸、呼吸不畅、肢体发麻等症状。

像K女士这样，成长于“高期待型”原生家庭氛围下的孩子，潜意识当中往往有强烈的逃避愿望——不想承担父母（或他人）期待的重责（很多人在成年以后，潜意识中内化了父母对自己的期待，因此，常误以为是自己对自己的期待。与此同时，除了父母以外，他们也常常习惯性地去满足他人的期待，因此压力越发沉重），害怕自己承担不起，害怕自己做不好，害怕让周围的人失望，只想远远逃开。但意识层面又觉得自己无路可退，退下来只会让周围的人失望，自己也会愧疚自责。因此，潜意识的心理需求和意识层面的自我要求形成了冲突，焦虑就这样产生了。并且，成长于“高期待型”原生家庭氛围下的人，是焦虑的躯体化症状最明显的人群之一，常见有心慌心悸、呼吸不畅、肢体发麻、浑身冷汗、眼前发黑，甚至晕倒等明显的躯体症状。这也是我们在本书第一节当中提到的，潜意识对我们的保护——潜意识让我们出现这些“症状”，让我们通过“病”的方式，得以逃避生活中的期待和重责。

那么，若成长于“高期待型”原生家庭氛围下，我们可以做些什么帮助自己缓解焦虑呢？毫无疑问，尝试降低对自己的期待及要求、允许自己不用实现他人的期待，是“自我减负”的最直接的办法。然而，对于成长于“高期待型”原生家庭氛围下的人而言，降低自我期待、不去满足他人的期待就意味着安全感随之受到动摇——“我可能因此让别人失望，继而失去他们对我的爱。”也就是说，如果不能完成期待，我们就会感觉安全感缺失、控制感缺失，而焦虑的产生，正是这种安全感和控制感的缺失所导致的。因此，帮助自己恢复一定程度的安全感和控制感，是缓解焦虑的关键。如此看来，做“灾备方案”或许是个不错的办法——提前为事情最坏的可能性做好详细的准备，如此，我们的内心有了“保底方案”，也就保证了最基本的安全感和控制感，焦虑情绪以及躯体症状也会随之得到缓解。

以下这个练习，可以帮助你通过一系列“灾备方案”的思考和准备，实现部分安全感和控制感的恢复，以此帮助你缓解内心的焦虑。当然，如果躯体症状过于严重，建议你求助于专业的心理咨询师，针对你的具体情况进行心理治疗会更加准确有效。

	1	2	3	4	5
期待（我对自己的期待或别人对我的期待）					
我最担心的结果是什么？（最坏的可能性）					
这个结果可能引起的最糟糕的后果是什么？					
假如这个后果真的发生了，我打算如何面对以及做出哪些应对？					
假如这个后果真的发生了，我打算如何继续往后的生活？（我的后续生活规划）					
回过头来想，基于当下的实际情况，其实最有可能发生的结果是什么？					
基于这个实际上最有可能发生的结果，我打算做出怎样的安排和应对？					

第二阶段：

自我修通

发现焦虑的深层核心

在第一阶段的心理疗愈中，我们探讨了焦虑形成的根源及其调适方法。接下来在本阶段的内容中，我们会根据现实生活中焦虑的具体内容，来帮助你进行调整和改善。

“你焦虑的内容到底是什么？”在心理咨询中，我会请我的每一位焦虑来访者仔细思考这个问题。得到的答案常常是这样的：

“我焦虑的是我的孩子，他现在还未成年，生活习惯这么差，天天沉迷于网络、不爱学习，以后还怎么上大学、怎么找工作？没有一个好前途该怎么办？我天天为此焦虑得夜里都睡不着。”

“我焦虑的是我的健康。自从同事突然患癌去世，我就对自己的健康很关注。身上哪里一疼，我就怀疑是不是长了肿瘤，就害怕得要命，赶紧跑到医院去检查。感觉整个人都活得提心吊胆！”

“我焦虑的是我老公。自从上次他出轨那件事以后，我就无法再信任他了。虽然他一直努力表现，对我对家人都很尽心，但我却总忍不住想翻看他的手机，对他周围的每一个女同事起疑心。一想到他可能再次出轨，我就坐立难安。"

"我焦虑的是害怕再次当众出丑。自从上次出丑引得大家哄笑以后，每轮到我发言，我都很焦虑，害怕自己会再出状况。太丢人了，我再也不能犯上次那种低级错误了。"

没错，这些都是我们切实焦虑的内容，也是我们从意识层面可以觉察到的焦虑。然而，它们只是我们焦虑的浅层表现，是不够深入和真切的。想要解决焦虑，我们必须更深更近地去察觉它们，察觉潜意识深处的担忧和恐惧，把它们拉出来，跟它们对谈，才有机会与焦虑和解，握手言和。

所以，你需要克服内心的恐惧和想要逃避的冲动，多问自己几个递进式的问题——"假如我所害怕的情况真的发生了，会怎样？"一直推导到自己最不愿面对、最无法承受的那个结局，以此来发现自己内心最深的恐惧是什么。

我们来模拟其中一个案例的推导过程，例如：

来访者："我焦虑的是我的孩子，他现在还未成年，生活习惯这么差，天天沉迷于网络、不爱学习，以后还怎么上大学、怎么找工作？没有一个好前途该怎么办？"

我："假如孩子没有考上大学，没有找到工作，没有一个好的前途，会怎样？"

来访者："那他就会很惨啊。他会找我和他爸爸要钱。我和老公都是靠工资吃饭的人，以后退休金也很微薄，怎么经得起他来啃老！"

我："假如他真的啃老，会怎样？"

来访者：（哭泣）"那我和老公都会过得很惨的。家徒四壁，生了病也没钱治，像那些独居老人一样，饿死在家里都没人知道。"

推导到这里，我们便可以看出，这位来访者内心真正的深层恐惧，其实并非如自己所以为的那样是对儿子的担忧，而是对自己深深的死亡焦虑——担心自己会老无所依，最后走向孤独的死亡。

为了让大家真正学会这个寻找根源焦虑的推导办法，让我们再来演示一个案例的推导过程：

来访者："我焦虑的是我的健康。自从同事突然患癌去世，我就对自己的健康很关注。身上哪里一疼，我就怀疑是不是长了肿瘤，就害怕得要命，赶紧跑到医院去检查。"

我："如果你真的长了肿瘤，会怎样？"

来访者："那我就会死啊！太可怕了。"

我：“如果你真的面临死亡，会怎样呢？”

来访者：“如果我死了，我的孩子该多可怜。她还那么小。他爸爸肯定会再给她找一个后妈，后妈能对她好吗？以后她的人生该多可怜……”

推导到这里，我们便可以看出，这位来访者内心真正的深层恐惧，其实并非如自己所以为的那样是对自己健康的焦虑，而是对孩子的担忧——我如果出现意外就没有办法好好保护我的孩子了，我的孩子可能是不安全的。

经由这两个案例的推导，我们可以看出，很多时候，我们自己所能察觉到的焦虑，往往并不是焦虑的核心问题。而在心理治疗中，唯有找到问题真正的症结，针对这个核心的焦虑点来做出处理，我们才能更有效地解决焦虑。

因此，在开始对焦虑的调节之前，我们需要做的第一件事情就是，找到自己焦虑的深层次原因——这个最关键的核心焦虑点。找到这个核心点以后，我们会在后续的章节中一一教给大家具体的解决办法。

与此同时，为了验证你所找到的是否真的是焦虑的核心点，你可以问自己这样一个问题：“假如这个情况得以解决了，我的内心会不会觉得安全很多？”援引上边的两个案例，就是：“假如你的晚年确定是安全的，即使孩子不成器，你也不会家徒四壁、饿死家中，这样的话，你会不会觉得安心很多？”以及“假如你的孩子确定是安全的，即使你发生了意外，她也可以平安顺利地长大，你是否会觉得安心很多？”如果你的答案是，“是的，我真的会觉得安心很多”，那么，你所找到的，应该就是你焦虑的核心点所在。

练习

发现焦虑的深层核心点：

找一个安静的时间，让自己静下心来自我察觉——“我的焦虑核心点到底是什么？”

请你参照上边的推导及验证过程，探索和发掘自己内心深处的潜藏。

从本节内容开始，我会帮助你一一处理这些内心淤堵。

安全感与控制感的恢复：灾难后备计划

通过上一节的内容及练习，我们找到了内心深处焦虑的核心。在这一节当中，我将与大家分享第一个主要应对方法——“灾难后备计划法”。

关于“灾备计划”，我们在上个阶段的训练中曾两次提到过，一次是在处理“死亡焦虑”的时候，另一次是探讨“高期待型”原生家庭所引起的焦虑如何调整时。事实上，做“灾备方案”这个办法，对于我们心理安全感和控制感的恢复非常有帮助，是我们缓解焦虑以及担忧、恐惧的一个特别重要的有效途径。

在上一节“发现焦虑的深层核心点”的练习中，你是否对焦虑的产生过程有所领悟和觉察？是的，焦虑的产生往往是一个由过去指向未来的路径——过去的经历对我们造成创伤和影响，让我们产生严重的不安全感和失控感，因此，会幻想未来有各种各样自己无法应对的局面发生，而这些局面会带来糟糕的后果……由此，焦虑便产生了。

整个过程中，我们需要尤其注意两点：一是所有的焦虑都是指向未来的，你所担忧的事情尚未发生，只是有可能发生；二是困扰你的其实都是自己的想象，而不是已经当下发生的事实。基于这两点，我们不难发现，焦虑本就是我们跟自己玩的一场想象游戏。那么，这场想象游戏的意义在哪里？我们的潜意识为什么要跟自己玩这样的想象游戏？

在前文中，我们曾提到，焦虑是人类在生物演化史中遗留下来的保护技能。事实上，焦虑是所有动物生存于自然界的保护技能：因为对食物短缺的焦虑，小松鼠会在冬天来临之前在洞穴里储备好过冬的食物；因为对外敌入侵的焦虑，狮子会在自己的领地周围用排泄物做标记，警告其他的同类远离自己的领地；因为对识别归途的焦虑，狗会一边走，一边用尿液留下标识，以便自己追踪气味返回家中……这些行为，都是动物为自己的焦虑所做的“灾备方案”。正是因为这些“灾备方案”，动物才能得以保持自身的安全和种群延续。由此，我们可以推知，焦虑存在的意义，是为了促使我们为自己的安全而去做“灾备方案”。

然而，与之相反，在察觉到自身的焦虑后，我们又是怎么做的呢？留意你的思维过程，是不是这样一个循环：察觉到一个不好的想象，越想越害怕、越想越焦虑，然后告诉自己“别乱想了！这些都是你瞎想的，不是真的”。之后，试图分散注意力去想一些别的事。但过了不久，另一个不好的想象又冒了出来，于是你重复上一个循环——把它摁下去，转移注意力，直到下一个焦虑的想象又冒出来——就像“打地鼠游戏”一样，一个又一个焦虑想象不断弹起来，你把它摁下去，过不了多久，另一个又弹起来，你又把它摁下去……如此往复，搞得自己疲惫不堪。

说到这里，你是否有所发觉，问题到底出在哪一个环节？没错，是我们用压抑的方式强行终止了焦虑的自然发展，跳过了“灾备计划”这个重要步骤，因而导致了焦虑的扩散和泛化。原本焦虑的目的是让我们去做“灾备方案”，然而我们没有做，仅仅是把它压抑下去了，如此，潜意识的安全感没有得到满足，它又怎会善罢甘休？于是，潜意识接着衍生出更多焦虑想象，进一步敦促你去做“灾备方案”……长此以往，充满危机感的想象便越来越多，焦虑的情绪也越来越泛化，渐渐地你便觉得无从着手、全面失控了。

举一个例子帮你更好地理解焦虑泛化的过程及其底层心理逻辑。

正如上一节中我们提到的一位来访者 W 女士，她说，“我焦虑的是我老公。自从上次他出轨那件事以后，我就无法再信任他了。虽然他一直努力表现，对我对家人都很尽心，但我却总忍不住想翻看他的手机，对他周围的每一个女同事起疑心。一想到他可能再次出轨，我就坐立难安。”

W 女士回忆说，“近期有一次老公出差，其间我给他发了一条微信，他没有回，紧接着我打电话，他也没有接，半小时后才给我打过来，说刚才手机静音了，没听见。就在这半个小时中，我脑海中闪现过上千个想象：他是不是和女同事在一起？是哪位女同事？是上次我见过的那个整容女吗？或者，他是不是跟之前那个女人旧情复燃了？上次我看见他的微信联系人里有她，只是聊天记录被删除了，是不是这两人又联系上了？或者，他是不是在跟朋友闲聊？他去广州出差一定会找他大学室友 C 哥，那个家伙会不会带他去一些不正经的场所？会不会遇见一些乱七八糟的女人？……”如此这些想象在她的脑海中万马奔腾，让她越想越焦虑。老公出差的那段时间，她被这些想象折磨得夜夜失眠。

根据上一节内容，首先我们需要找出 W 女士焦虑的核心点，然后再根据这个核心点来做“灾备方案”，就能帮助她很大程度上恢复心理安全感和控制感。

于是我们尝试把事情向前推演一步，“如果最糟糕的情况真的发生了，你会怎样？”

我：“如果你老公真的再次出轨了，你会怎样？”

W 女士："那我肯定不能再忍，肯定会跟他离婚。但离婚以后，最可怜的还是我。我没有工作，没有经济来源。自从怀孕生孩子以后，身材也变胖了，人也变丑了，想再嫁一个好人家也难。孩子还那么小，我又抚养不了，跟着他爸爸一定不会幸福……"

我："让我们来做一个假设，假设你有工作、有经济收入，身材也恢复到生孩子之前的状态，对你而言，离婚还是一种很可怕的可能性吗？"

W 女士："那肯定会好很多。如果我具备这些条件，他又再次出轨的话，我甚至会主动考虑离婚。要不是生活所迫，谁愿意跟一个反复出轨的人过一辈子？"

说到这里我们可以看出，其实，W 女士潜意识里焦虑的核心问题是——自己没有经济来源，对外貌也没有自信，如果失去了婚姻，就会有生存危机——只要解决了这个核心问题，她的心理安全感和控制感就会得到极大的改善。

找到了这个核心的焦虑因素以后，我们就可以针对它来做"灾备计划"——"我需要有工作、有经济来源，需要身材恢复到从前的样子。这样，即使有一天真的面临离婚，我也有能力保护自己"。

于是，W 女士做了如下这个计划安排：

我想实现的目标	灾备作用	时间计划	具体安排
找到工作，拥有收入，恢复产前身材（瘦20斤左右）。	即使真的离婚了，我也有能力养活自己和孩子，也可以再度找到属于自己的幸福婚姻。	6至7个月	找到一个合适的阿姨帮忙带孩子，让我可以每周去健身房锻炼4次，每次2小时，争取瘦10斤左右。
		8个月	孩子可以断奶了。我一边锻炼一边节食减肥，争取再瘦10斤。同时，开始写简历，上网关注合适的工作机会，联系以前的朋友和同事，向他们了解市场状况和行业相关信息，请他们帮忙引荐资源。
		9个月	有针对性地投简历，准备面试。去拍职业照，做皮肤保养，购置化妆品和衣服，准备上班。预计找一份年薪20万—25万元的财务相关工作。

做完这一份“灾备计划”以后，W女士的焦虑得到了很大程度的缓解，内心的安全感和控制感也得到了提升。当然，在接下来的日子里，她也切实地在按照这份“灾备计划”来安排自己的生活。

同样，你也可以参考以上方法，用“灾备计划”的方式帮助自己缓解焦虑。既然焦虑是我们想象中的危机感，那么，当我们看到自己有办法、有准备可以应对这种危机、保护自己安全的时候，焦虑的程度也会随之大为减轻。

练习

焦虑的应对 1：灾难后备计划

现在就开始，针对你的核心焦虑问题来做“灾备计划”吧，以下这个模板供你参考。你可以直接在表格内填写，也可以使用你更喜欢的方式来做计划和安排。强烈建议，你把这些计划和安排都写下来，而不是仅仅在脑海中思考。等你写完以后，会有一种完成一件重要事情般的仪式感，你的焦虑也会有一种“告一段落”的感觉。

记住，在做计划和安排的时候，其中的内容一定要是你相信自己有能力做得到的。如果你放入一些自己都不相信自己能完成的事情，恐怕对安全感和控制感的恢复没有太大帮助噢。做完计划和安排以后，你需要按照自己制定的细则去实践，这样你的安全感就能得到稳步的恢复。

我想实现的目标	灾备作用	时间计划	具体安排

自我暗示的调整：逆转消极的“自我催眠”模式

在上一节中，我们探讨了焦虑应对的第一个方法“灾难后备计划法”。接下来，我们要探讨焦虑应对的第二个方法——“积极自我暗示法”。

上一节中我们探讨到，焦虑其实是我们和自己玩的一场想象游戏——想象各种不好的可能性发生，想象由此引发的各种糟糕后果，并由这些“可能会发生又可能不会发生的糟糕后果”而引起自己内心的恐惧、担忧和压力感。

为什么会这样？为什么我们明明知道都是自己的想象，却信以为真地焦虑？这是因为，我们的潜意识有一个独特的情境混淆机制，让我们对自己的想象信以为真，如此，才能制订出真切可行的灾难后备方案，确保我们个体的安全和种族的延续。不难看出，这是潜意识本能的自我保护机制之一。

你可以简单地这样理解——潜意识其实分不清想象和现实，所以，不管是现实中发生的事还是想象中发生的事，都会带给我们高度一致的情绪情感体验。换句话说，也就是，我们会把自己的想象误以为真实。这就是为什么你在辗转难眠的深夜里会因为自己想象中的事而惶恐不安或泪流满面。

基于这个原理，其实我们每天都在想象中给自己做“消极的自我催眠”。我们在脑海中想象各种各样的不好的场景，然后暗示自己——你的生活会出现这些危机，你是一个如此不好的人，你周围的环境如此不安全，你对这些状况都没有能力应对和解决……我们每天都用这些消极的想象给自己洗脑，促使自己进入越来越失控的焦虑状态。

我的来访者 K 先生就是一个典型的例子。他是一个培训讲师，每天都需要在讲台上给数百名学生授课。自从有一次 K 先生在讲台上出错引发学生哄堂大笑以后，他就对讲课这件事产生了焦虑感。每天晚上他都反反复复准备讲稿，告诉自己，“明天讲课的时候千万不要出错、千万不要出错”，但内心却忍不住一遍又一遍想象自己出错的样子。这些想象让他无比焦虑，甚至反复出现在梦中，让他一次次惊醒。渐渐地，K 先生觉得自己对讲台都产生了恐惧，不敢走上讲台了。

我问 K 先生，“你最常有的焦虑幻想是什么？”

K 先生说：“我常常忍不住想象，自己讲课又出错了，站在讲台上面红耳赤，尴尬到无地自容，又惹得学生们哄堂大笑，甚至还有学生带头轰我下场。一想到这些，我就跟自己说，再也不能出错了，再出错你的职业生涯就完了。但似乎越这样想就越焦虑，越怕出错就越会出错。我最近讲课出错的情况越发频繁，这让我更加焦虑。”

说到这里，你是否察觉出了问题的关键？是的，问题的关键就在于“越这样想越焦虑，越怕出错越会出错”。因为，我们潜意识里想象的是一个失败场景，而潜意识把它识别为真实了，就会产生与之相对应的心理状态及行为方式。也就是说，你一直反复想象失败场景，潜意识就会认为这些失败场景都是真实发生的，并且理所应当发生，于是就会呈现给你失败的感受，以及让你实现失败的行为。

那么，如何才能改变这种状态呢？非常简单，只需改变你想象的内容就好。以前你总是想象那些自己不希望发生的场景，现在逆转过来，主动去想象你希望发生的场景。以这样的方式，去转变你潜意识中所习惯的“消极自我催眠”的模式。

你想要什么样的场景发生呢？让我们继续以 K 先生的故事为例。

K 先生希望：“每一次我走上讲台，都是放松自如的姿态。我站在那里，游刃有余地给学生们讲课，思路清晰而连贯。讲课的风格风趣幽默，时不时跟学生们开玩笑，调动课堂氛围。学生们都很喜欢我，用钦佩和认可的眼神看着我，一边听课，一边认真做笔记，还时不时点头回应我讲的内容，学习非常投入。整堂课上下来轻松愉快……”

K 先生讲完，我请他察觉自己的心理状态。K 先生说，想象了这个场景以后，内心感觉放松多了，焦虑的情绪也大为减轻，甚至自己对讲台的恐惧感也减轻了不少。

我请 K 先生每天尽可能多地重复这个“积极自我暗示”的想象训练，去主动想象自己希望发生的场景，想象得越真实越身临其境，效果就越好。每次当负面的想象又不自觉冒出来的时候，就用这个正面积极的想象去替代它。

一个月后，K 先生告诉我，讲课的恐惧和焦虑已得到了极大的缓解。我建议他将这个“积极自我暗示”的想象练习延伸到生活的各个方面，并把它作为一个延续毕生的心理健康习惯保留下来。

听完 K 先生的故事，你是否也有一些感悟？请你做一个自我察觉：你最常有的想象是什么？是积极、正面、阳光的，还是消极、负面、忧郁的？你想象的是自己期待发生的场景，还是自己不希望发生的场景？这些想象与你的焦虑有着怎样密切的联系？

察觉到这一切以后，你可以参考以上我们提到的“积极自我暗示”的想象训练法，在脑海中想象自己希望发生的场景，以替代原有的消极负面的想象。长期坚持做这个想象练习，你的焦虑情绪会得到很大程度的改善。同时，建议你把它作为持续毕生的心理保健习惯坚持下来，这会让你的生活状态更加积极，心态更加乐观。

练习

焦虑的应对 2 :“积极自我暗示”想象训练

	自我察觉，你常有的消极想象有哪些？	这些消极想象引发你怎样的焦虑？	你希望发生的场景其实是怎样的？把它生动地想象出来，越详细、越身临其境，效果越好	完成这个积极想象以后，你的心理感受如何？	用积极想象去替代原来的消极想象。今天，你完成了多少次这样的替换？
1					
2					
3					
4					
5					
6					

矫正关注点：逆转“高度自我关注”与“消极关注”的模式

在前两节的内容里，我们探讨了焦虑应对的两个办法：“灾难后备计划法”和“积极自我暗示法”。在本节内容里，我们要来探讨焦虑应对的第三个办法——“积极关注法”。

在开始探讨之前，我想先问你一个问题，“最近如何，一切顺利吗？”你会如何回答我？

大部分我的来访者是这样回答的：“最近吧，还是老样子，睡眠可能稍微好了一点，但还是睡得不够，早上还是醒得早。焦虑可能也好了一点吧，但还是有，这一周又焦虑了好几次。这两天头还是昏昏沉沉的，一躺在床上就紧张，心脏怦怦跳，总担心自己‘怎么还睡不着，怎么还睡不着？’，今天早上一醒来就想哭。跟我老公说，他也不能理解，还觉得我矫情，随便安慰了我两句就去上班了。我真是好委屈好难过，我担心自己会不会永远都好不起来了……”

这些话听起来熟悉吗，像不像你的回答？仔细留意，你会发现，我的问题是“一切顺利吗？”，而你的回答是——“我的生活中到处都不顺利”。好的，毫无疑问，你的生活的确有很多不顺利的地方。然而，静下心来仔细想想，你的生活中真的没有顺利的地方吗？让我们再来仔细回味这段话，其中至少有三件顺利的事：“1. 睡眠改善了一些；2. 焦虑改善了一些；3. 老公安慰了我。”其实，我们是有留意到这三件顺利的事的，只是我们潜意识里认为——“所有顺利的部分都微不足道，而那些不顺利的部分才是我生活的主旋律”——留意这个底层逻辑，正是因为这个负面关注的心理模式，才让我们久久深陷于焦虑的旋涡里不得出离。

长期处于焦虑状态中的人，几乎都有这样一个心理模式——高度自我关注以及选择性负面关注。也就是，以自己为核心，高度关注与自己相关的事，同时忽略掉身边其他的人和事；高度关注生活中负面的事情，同时忽略掉积极正面的事情。

我们只能关注到自己的痛苦和焦虑，而看不见外面风和日丽、春暖花开；我们只能回想起自己经历过的不幸和坎坷，而看不到生活中的幸福和美好；我们只能看到自己的失败和无力，而不相信自己的优秀和能力；我们无法释怀周围人带给自己的伤害，即使明知对方是爱自己的……这就相当于把自己隔离了起来，整个世界只剩自己、痛苦和焦虑以及各种糟心的事情、失败和不幸的经历。活在这样的世界里，谁能不焦虑呢？

其实，世界的模样，取决于我们看它的眼光。生活的本来面貌，就是阳光和阴影各占一半。你重点关注哪一面，哪一面就会成为你生命的主旋律。

与大家分享一个我咨询室中的案例。

我的来访者C小姐向我诉苦，自从妈妈患癌以后，变得越来越焦虑，她越发害怕和妈妈吃饭。因为吃饭的时候，妈妈就会开始唠叨："今天这米又煮硬了、菜又炒咸了；你弟弟怎么那么久没给我打电话；你给我买的按摩仪怎么这么难用，净瞎浪费钱；这药怎么不管用啊，我吃了还是疼，真是便宜没好货……"C小姐很苦恼，"我们都知道妈妈生着病心里不痛快，但她这个样子，一身负能量，搞得全家情绪都很低落，让人忍不住想逃开"。

后来，我在咨询室里见到了C小姐的妈妈。这位妈妈向我倾诉了很多苦楚：自己的治疗花了不少钱，家里积蓄所剩无几；爱人退休金不高，身体也不好；两个孩子不懂事，老大不小了还不成家；家里住的房子又老旧、小区环境也差……她越说越焦虑，自己的情绪也越发低落。于是我建议，我们或许可以尝试另一种谈话方法：用"幸好"两个字接龙——每当你说出一件生活中不开心的事，后边就接一句由"幸好"开头的话。于是，我们的谈话变成了这样："我的治疗花了不少钱，家里积蓄所剩无几，但幸好钱还够，没有举债；爱人退休金不高，身体也不好，但幸好在我生病期间他撑住了，自己没有病倒；两个孩子不懂事，老大不小了还不成家，但幸好工作都还不错，对我也有孝心；家里住的房子又老旧、小区环境也差，但幸好已经列入了旧城改造工程，过不了几年就能拆迁新建了……"经过了这一系列"幸好"的改装以后，这位妈妈的情绪改善多了，整个人都轻松了不少。

从以上这个故事里，你可以看到，这位妈妈的生活并没有发生改变，但当她转变了看待生活的视角，心理感受也就发生了变化，疗愈也就由此发生了。所以，只要我们转变关注点，转变看待生活的视角，我们的感受和心理状态也会变得不同。

严格地说，我们其实看不到生活的真相，我们所看到、所体会到的，仅仅是一部分的真相，或者说是自己的"心相"。因此，生活的样貌也就变得可以选择。我们选择看到哪一部分真相，那么，这一部分的真相就会构成我们对生活的感受，也决定了我们的幸福感与心境。

那么，我们该做怎样的转变呢？既然问题模式是"高度自我关注"以及"选择性负面关注"，那就让我们把这个模式做一个逆转——把"高度自我关注"转变为"外部关注”，把“选择性负面关注”转变为“积极关注”——跳出自己的个人悲剧感，去留意身边那些快乐幸福的点滴，无论多么微小，它们都会积少成多，成为滋养我们生命的养料，带给我们以及身边的人愉悦和幸福的感受。

或许，你会发现，自己已经在“负面关注”的模式下生活得太久，一时难以转变。没关系，以下这两个小练习会帮助你，逐渐建立“外部关注”和“正面关注”的心理模式。

练习

焦虑的应对 3：负面关注的逆转——“幸好”练习

以下这个练习，你可以在自己有负面感受的时候使用，它可以帮助你缓解压力和焦虑。

	让你感到不开心的事	用“幸好……”来续写它
例	今天女儿不听话，跟我顶嘴，我很伤心	幸好有爱人耐心开导我，陪伴我，让我心里安慰很多
1		
2		
3		
4		
5		
6		
7		
8		
9		
10		

练习

焦虑的应对 4：外部关注和正面关注的建立——“幸运日记”

从今天起，每天请你写下 10 件生活中发生的小幸运。不需要是多么重要的事，生活中的种种小细节都可以。写“幸运日记”的目的是，帮你发现生活中美好的点滴，让你的注意力集中在外部世界的积极的事件上，进而获得良好的心理感受。

或许你会问，为什么要写 10 件呢？我每天哪里会有那么多幸运的事？当然有，只要你耐心去寻找，你就可以发现它们。如果你每天都要完成这项作业，你就会提醒自己留意去寻找生活中的好事，找到一点就赶紧记下来，而且你需要很努力地找，不然找不够 10 件呢。于是，长此以往，你就会形成习惯，每天都会不自觉地去关注生活中发生的各种好事。如此一来，你的生活会变得怎样？你的心情又会如何？

好啦，快尝试起来，把这项写“幸运日记”的练习持续至少 28 天（28 天是我们身体细胞新陈代谢的一个完整周期，也是新习惯建立的一个心理周期），你就会形成心理上的“正面关注”习惯，成为乐观、积极、充满幸福感的自己。

	今天的小幸运	感恩幸运
例	今天早餐的粥熬得特别好喝	谢谢，我真幸运！
1		
2		
3		
4		
5		
6		
7		
8		
9		
10		

第三阶段：

自我成长

自我关系（一）：走出"完美型焦虑"

通过前两个阶段：自我察觉和自我修通，我们了解了焦虑发生的底层心理逻辑，焦虑型人格的自我调整，学会了去发现焦虑的深层核心，有针对性地进行安全感与控制感的修复，摆脱负面自我暗示，修通内心的淤堵，矫正负面关注的视角，建立积极关注的习惯，学会接纳自己、悦纳生活，初步实现了焦虑的缓解，建立了健康心理的"内循环"体系。

接下来，在本阶段自我成长的部分里，我们将从自我关系、人际关系、身心关系三个主体脉络出发，辐射12个细致的分支关系维度，帮助你做出调整与改变，更好地实现从认知到行为层面的模式优化，实现人格的自我成长与完善。

首先，我们要探讨的话题是自我关系。在第一阶段的内容中我们谈到过，原生家庭氛围对于我们人格形成的重要影响。事实上，这些影响还包括另一个至关重要的部分——我们与自己的关系：我们潜意识中的价值观冲突（如何看待自己），以及家庭的规矩与氛围所带给我们的压抑与束缚。在本节与下一节内容里，我们将针对这两个话题做更深入的思考与探讨。

通常来说，我们都以为焦虑主要源于外部压力。但仔细观察你会发现，不同的人在应对同样压力事件的时候，所采取的应对方式不同，于是感受不同，因而焦虑的程度也不同。

比如小时候考试，有些孩子总是非常焦虑，一考试就生病、肚子疼；而有些孩子心态很好，该吃就吃，该睡就睡，一点不受影响。又比如平时的工作中，如果遇到客户投诉，有些人非常焦虑，情绪激动，很久都无法平静；而有的人心态乐观，处理完就没事了，并不放在心上。那么，是什么造成了我们在面对压力时不同的应对方式，以及不同的感受呢？

有一位心理学家叫罗杰斯，他说过一句很经典的话，“You are what you care about.”（你是谁，取决于你在乎什么）也就是说，你的价值观决定了你的想法和行为。面对同一个事件，我们之所以会有不同的感受、不同的观点、不同的理解、不同的应对方式，这些都和我们内在的价值观有着非常密切的联系。

那么，什么是价值观呢？简而言之，就是我们对自己的看法，“我是一个怎样的人？”听起来非常简单，而事实上，就是这样简单的一句话，它恰恰主宰着你日常生活中所有的喜怒哀乐，可是你却从未察觉。

我有一位来访者，他的价值观是“我是一个比周围人更优秀的人”。从小到大，他的父母一直告诉他：我们这样的家庭和其他家庭不一样，你也和其他孩子不一样。你是比别人更优秀的，任何事都该比别人做得更好。

据我所知，不少朋友有类似的经历。父母从小教育我们，要努力、要比周围的孩子更优秀，才会有好的前途。于是，带着这个被父母深刻影响过的价值观，我们长大以后会如何呢？

我的来访者告诉我，每次当他付出努力、完成了困难的工作时，别人都会夸赞他，说“你真的很厉害”。但是，他自己却没有丝毫的成就感和快乐。因为，从小到大，他的优秀都是理所当然，没有什么值得自豪的。然而，一旦有那么一两次，他没能把工作做到理想状态，他就会特别自责，觉得惭愧。即使已经尽到了最大努力，还是放不过自己，觉得自己很失败。

他说，“从小到大，我都觉得活得好累好焦虑，但就是放不下对自己的苛刻。我为什么不能允许自己做一个普通人呢？为什么一定要比别人强呢？”

是啊，之所以活得累，之所以焦虑，是因为我们内在对自己的“完美化要求”：“我是一个比周围人更优秀的人。”这个价值观本身无所谓对错，但如果我们把它解读得太片面和绝对化，并且严格地用这种片面的解读来苛求自己，它就会带给我们巨大的压力和焦虑感。

“我是一个比周围人更优秀的人”这种认知，你可以解读为“我必须在每件事情上都比周围人优秀，否则就是一种失败”，也可以解读为：“我在大部分的时候比周围人优秀，但少部分时候可以不那么优秀。”仔细去感受一下，这两种不同的解读方式，听起来在焦虑水平上有什么不同？毫无疑问，后者的焦虑水平会低很多。所以，请反观自己，你的焦虑是不是也和“完美化的价值观”有关系呢？

我的另一位来访者是一位年轻的全职妈妈。她的价值观是“我是一个好妈妈”。为了做一个好妈妈，她放弃了自己的职业以及所有的个人爱好，全心全意地陪伴孩子。孩子醒着的时候，陪孩子玩玩具、给孩子讲故事、带孩子做游戏，孩子睡觉的时候，她就研究食谱，给孩子换着花样做营养餐。周围的人都觉得她的生活非常美好，可是她却抑郁了。她说，觉得自己很失败，付出了这么多心血在孩子身上，可孩子却不领情。她辛苦做的食物，孩子不爱吃；她给孩子买的益智玩具，孩子不爱玩；她给孩子讲的故事，孩子不爱听；就连带孩子做游戏，孩子也不按她教的来，非得自己做……这一切都让她极度焦虑和沮丧。她觉得自己不是一个好妈妈，连教育孩子这点小事都做不好。

她问我："唐老师，我希望自己做一个好妈妈，这个要求有错吗？为什么做个好妈妈这么难？"

我说："这个要求本身没有错，你可以用它来要求自己，去做一切你认为'好妈妈'应该做的事情。但你不能用它来要求别人，你不能要求自己这样做了以后，孩子一定感觉到幸福。每个人都有自己的个性和喜好，你喜欢的不一定孩子喜欢。如果你用别人的感受来苛求自己，那注定是焦虑和沮丧的。"

其实，我们生活中的大多数焦虑并不是别人引起的，而是自己放不过自己。因为没能符合自己的期待，或者因为我们片面地、"完美化"地解读了自己的价值观。

那么，这样的情况下，我们可以怎样帮到自己呢？可以试试"价值观微调法"：

首先，我们需要察觉自己的焦虑到底是由什么引起的，找到焦虑背后的"价值观"——"我认为，自己应该是一个怎样的人？"

____

____

____

其次，找到这个价值观之后，对它的过于“完美化”的表述方式做出调整。

正如上边提到的两个例子：

“我是一个比周围人更优秀的人”，可以调整为“我在大部分的时候比周围人优秀，但少部分时候可以不那么优秀”。

“我是一个好妈妈”，可以调整为“我尽力做一个好妈妈，但孩子也可以有他自己的喜好，这并不意味着我做得不好”。

如此，对我们的价值观“过于完美化的解读方式”进行调整过后，焦虑感就会自然减轻。你也可以试试，把你调整后的解读写在下边。

____

____

____

要记住，我们内心认为自己是个怎样的人，这个价值观的本身没有问题。只是我们常常把它解读得太过于片面和绝对化了，才会带给自己那么多的焦虑。只要稍加调整，让这个价值观变得宽容、柔和一些，它所带来的压力就会小得多。

自我关系（二）：摆脱原生家庭的“思维控制”

上一节里，我们探讨了对“完美型焦虑”的调整，我们说到，对价值观的片面和绝对化的解读，在很大程度上造成了我们的焦虑。接下来，我们要进一步探讨，价值观是怎样形成的，我们为什么会用那样片面的方式来解读它？这些片面的解读与我们原生家庭有着什么样的关系？当明白了这些深藏在潜意识深处的思维陷阱，我们就可以对它们做出调整，摆脱焦虑的困扰。

记不记得在小时候，父母教过我们许多的规矩和守则。例如：和别人约定的时间要准时到达，对别人的承诺就一定要做到，对长辈和师长要尊重、不能顶撞，好孩子不可以撒谎，家丑不可外扬，等等。这些都是父母教我们的做人道理，都是特别对的话，我们从小就把这些话记在心里，依照它们执行，没有怀疑过。当我们长大后，这些道理就会渐渐彼此融汇在一起，形成我们每个人独特的价值观。同时，结合我们的生活经验，我们也会逐渐对这些价值观做出独特的解读。

比如说，父母告诉我们，和别人约定的时间要准时到达，这样才是“一个惜时守信的人”。于是，在我们心中，可能“准时到达”就成为了“惜时守信”的标准。由此，我们就有可能把“惜时守信”这个价值观片面地解读为，“只有准时到达约定地点才是惜时守信的体现，如果没有做到，那就意味着我不是个惜时守信的人”。于是，当有特殊情况造成我们无法准时赴约时，我们内心就会特别焦虑，因为，我们违背了自己心中“惜时守信”的价值观。

我的一位来访者告诉我，她每次赴任何约会都很紧张，会提前很早就出门，宁愿第一个到达约会地点也不愿迟到。因为从小父亲教育她，只有惜时守信的人，才能得到别人的信赖，才可以被委以重任。所以，为了不迟到，她只有牺牲宝贵的睡眠时间，很早起床，很早出发，尽量避免路上堵车的风险。为了不迟到，她成天提心吊胆，总在计算时间，连吃饭都很匆忙，生怕哪一个环节出现状况而造成自己无法准时。这样的生活，让她觉得好疲惫好焦虑，只想尽量避免社交活动，久而久之，自己也越发感到孤独。

这，就是我们身上所留下的来自原生家庭的束缚，我们把它叫作原生家庭的“思维控制”。从小我们就遵守它，一直觉得它很对，殊不知，它可能只是我们对价值观的一种片面解读，而我们的焦虑往往就是由此引起的。

仔细想想，其实我们的生活中到处都有原生家庭的“思维控制”。除了刚才那个惜时守信的例子，还有很多：

比如，父母告诉我们，说话要算数，对别人的承诺就一定要做到，这样才是一个诚信的人。那么，问题来了，如果有些承诺确实无法兑现呢，即便我们用尽全力还是做不到，怎么办？那我们还是一个诚信的人吗？会不会因此感到焦虑和惭愧？

还有，父母告诉我们，对长辈要尊重、不能顶撞，不然就是没教养的表现。那么，如果在某些特殊情况下就是顶撞了长辈呢？会不会很没教养？会不会很自责？

还有，父母说，家丑不可外扬，会被外人笑话。那，如果哪一天我们不小心对外人透露了呢？是不是就意味着成了家族的叛徒？会不会很愧疚很焦虑？……种种的这些家庭规条，听起来都特别有道理，但你如果往前再推那么一两步，就会看到由它们带来的满满的压力和焦虑感。

那么，如何才能从这些原生家庭的“思维控制”中走出来呢？

以下这个小技巧供你参考。那就是，当你感觉到焦虑的时候，向自己借一分钟平静下来，去仔细思考和回忆，“我为什么焦虑？我的焦虑是不是和某一条潜在的家庭规矩有关？”当你想到了，就把它写下来。

然后，请在心里对自己说，“我是有选择的。我可以选择按照这些规矩来做，也可以选择违背它们。而即使违背它们，我也依然是一个好人”。你可以在后边加上你喜欢的价值观，如“即使我迟到了，我也依然是一个惜时守信的人”“即使我没有做到对大家的承诺，我也依然是一个值得被大家喜欢的人”“即使我不小心外扬了家丑，我也是一个很爱我们家族的人”等。

你可以反复多次完成上边的练习，如此，通过修改自己的内部语言，让自己从家庭的条条框框中挣脱出来，摆脱原生家庭的“思维控制”，摆脱焦虑的困扰。

我们是一个怎样的人，不该由刻板的条框来限定，而是由我们的内心来决定。不管你是否选择遵守这些所谓的规矩，你都是足够好的自己。

亲密关系（一）：解开“期待”的束缚

作为一个职业心理咨询师，我所接触到的来访者当中，讨论得最多的话题就是亲密关系和亲子关系。毫无疑问，它们也是我们日常生活中最重要的两个关系。伴侣和子女，是我们身边人际距离最近的人，也是心里分量最重的人。他们的一举一动，每一个行为和表现，都牵动着我们的心，影响着我们的情绪，带给我们快乐幸福，也带给我们困扰和压力。

本节内容里，我们就来仔细讨论亲密关系中的焦虑隐患——我们所承担的“期待束缚”。有关亲子关系的话题，我们会在下一节内容中讨论。

说到伴侣，不管你是已经结婚了，还是正在恋爱中，不管你与他 / 她的关系是甜蜜还是疏远，你都无法否认，他 / 她的存在对于你已经是如此重要。你不再仅仅是你自己，你成了某某的女朋友、某某的妻子，或者某某的男友、某某的丈夫。在拥有这个身份的同时，你也被赋予了社会角色，以及社会期待。

这是什么意思呢？什么叫社会角色，什么叫社会期待？简单说，打个比方，你追求一个女孩，成功了，你成了她的男朋友。那么，“她的男朋友”这个身份就成了你的社会角色之一。在拥有了这个社会角色之后，你会发现，有很多与之相联系的社会期待就会随之来到你的身上。比如，作为她的男朋友，她会期待你关心她爱护她。同时，她的闺密们会期待你也要给她们帮忙，她的家人会期待你对他们也要表达关心和爱戴，甚至她的狗都会期待你多去遛遛它。

再比如，你和一个男人结婚了，你成为了他的妻子。那么，“他的妻子”这个身份就成了你的社会角色之一。在拥有了这个社会角色之后，你会发现，他会期待你温柔体贴，在任何时候都关心他、理解他。他的父母会期待你为他洗衣做饭生儿育女，并觉得这些事是你理应做到的，如果你没有做到他们会对你有意见。他的朋友们期待你宽容大度，在他们出去聚会娱乐的时候，不要打扰他们，不要对他们的活动提出种种限制，甚至他的上司都会期待你多宽容、多支持，让他多一些精力和时间投入到工作上去。

你会逐渐发现，你其实不是在和他/她一个人谈恋爱或结婚，你是在和他/她身边所有的人以及这些人对你的期待做平衡和博弈。

听起来，似乎事情一下子就复杂了。然而，你仔细想想就会发现，事情真的是这样子。你回忆一下，你和伴侣之间发生的争执和不愉快，这些争执的起因，是因为你们两人本身的时候多，还是因为别人的时候多？比如，伴侣觉得你对他/她的爸爸说话不够尊重，你对他/她的妈妈态度不礼貌，或者你对他/她的亲戚、同事、闺密、朋友等人不够友好，让他在大家面前失了面子？又比如，伴侣觉得你不该这样要求他/她：你不该要求他/她必须和你一起去那个他/她不喜欢的亲戚家串门；你不该要求他/她必须去向你的父母道歉，因为这件事本不是他/她的错；你不该要求她必须要生孩子，仅仅是为了你母亲想要抱孙子。如此想来，似乎我们和伴侣之间的许多矛盾，并非来源于两个人本身，而是来源于两个人的社会关系，来源于身边这些人对我们的期待。

其实，说得更广阔一些，我们身边每一个人，不论与我们关系的亲疏远近，都对我们有期待。父母期待我们出人头地，亲戚期待我们“苟富贵，勿相忘”，朋友期待我们“为了朋友两肋插刀”，同事期待我们积极主动，把工作保质保量甚至超时超量地都做了。而当我们有了伴侣以后，这些期待就扩大了。延伸到了伴侣身上，就像我们之前谈到的那样，别说你们家的人对你的伴侣有期待，可能就连你们家的狗都期待着你的伴侣去多遛遛它。这些期待是无可厚非的，毕竟每个人都紧密相连，并且对彼此有着需求。但我们同样需要注意，来自他人的期待，哪些是合理的，哪些是不合理的，哪些是我们做得到的，哪些是我们做不到的。

例如，很多夫妻在是否生孩子以及什么时候生孩子这件事上会有争执。比如，丈夫的父母特别想抱孙子，丈夫觉得虽然自己无所谓，但既然父母这么想要，那应该满足父母的期待，赶紧生一个吧。但妻子或许觉得，目前正是自己职业发展的黄金期，不太适合生孩子，过两年再生会比较好。由此，为了父母的期待，夫妻双方难免发生争执，亲密关系中的焦虑状态也就因此而生。

那么，这么多纷繁复杂的期待之下，我们该如何保护我们的亲密关系呢?

跟大家分享一个小技巧，叫作“四象限期待管理法”。

请你拿出一张大白纸，在这张纸的中间画一个很大的十字，把这张纸分成四个部分。我们要从四个方面来整理你的期待：第一部分，请你写下“我对自己的期待”；第二部分，请你写下“我对伴侣的期待”；第三部分，请你写下“别人对我的期待”；第四部分，请你写下“别人对我的伴侣的期待”。

我对自己的期待	我对伴侣的期待
1.	1.
2.	2.
3.	3.
4.	4.
5.	5.
别人对我的期待	**别人对我的伴侣的期待**
1.	1.
2.	2.
3.	3.
4.	4.
5.	5.

写完以后，请你仔细看一遍。

看一看，在“我对自己的期待”这一栏里边，是不是有一些项目其实可以划分到“别人对我的期待”这一栏当中呢？

同样地，在“我对伴侣的期待”这一栏里边，是不是有一些项目其实可以划分到“别人对我伴侣的期待”这一栏当中呢？

看到这里你会发现，其实，你对自己以及对伴侣的期待，根本没有那么多！因为，有很多你以为来自自己的期待，其实，它们都是来自别人的。

接下来，请你看一看别人对你的期待。仔细想想，这些你都做得到吗？或者，你愿意付出多大的代价去完成这些期待？以及这些期待是否值得你付出这样的代价？如果你做不到，如果它们其实并不值得你付出这么大的代价，那么，是否你可以选择不去完成它们？仔细去想一想。

其实，你是有选择的。很多别人对你的期待，它们并非一定要达成。如果你需要付出的代价远远大于你的收获，那么，你为什么不能选择放弃它呢？

同样，对于你的伴侣而言，如果别人对他/她的期待，是他/她做不到的，或者说，需要付出巨大的代价才能做到，那么，他/她为什么必须得完成这些期待？你是否能够勇敢地给到他/她支持，做出其他的选择？

记住，在期待面前，你们都是有选择的。只有允许自己和伴侣做出选择，你们的亲密关系才能舒适和持久，而由此带给你们的焦虑，也才能迎刃而解。

亲密关系（二）：解开误会更相爱，“三角支撑式情感沟通”

亲密关系的建立有一个前提，那就是，两个人的相爱。然而，我们都知道，相爱容易相处难。这是为什么呢？因为两个人的相处，其实不仅仅是人和人的相处，它更是两个人原生家庭的文化背景以及成长历程中的认知结构的碰撞。

原生家庭是我们从小生长的土壤。我们在原生家庭中学到待人接物、为人处事的种种方法和原则，学到对世界的看法以及与他人的相处方式。

例如，我的一位来访者，她从小成长的家庭就比较传统，父母认为女孩子就应该矜持稳重，和男孩子距离要清清楚楚，不能暧昧不清，穿衣服要端庄得体，对长辈要尊敬有礼貌。这就是她的原生家庭的文化背景。来自于这样的原生家庭，她就会用自己的标准去衡量别人，比如，她会觉得自己的男朋友有异性好友，甚至和异性好友一起拍照是不能容忍的。她会觉得男友去见自己父母的时候，穿着不够正式，说话不够礼貌，这些都是很失礼的。为此她和男友常常吵架。但男友坚持认为，自己完全没有任何不对啊。因为这个男孩是在澳洲长大的，他从小就有很多异性好朋友，和她们一起拍照并没有什么不对。他从小和父母之间的相处就很随意，根本不需要穿着整齐、礼貌尊敬地去跟父母说话啊。

由此可见，这两个人之间的争执其实并不在于谁对谁错，而在于彼此生长的原生家庭不同，原生家庭的文化背景不同，所以，这样的两个人要维持亲密关系，恐怕得付出更多的努力去包容和理解对方。

除此以外，成长历程中我们所接受的教育也决定了我们认知结构的不同。不同的认知结构，会让我们在看待事情的时候有着不同看法。

举个例子，我有一对夫妻来访者，他们在教育孩子的观点问题上争吵不休。爸爸觉得，孩子才五岁，还小，应该多让他玩，会玩的孩子才聪明，以后学习自然会好，太早让孩子学习影响孩子的创造力。但妈妈认为，孩子学习习惯的培养应该从小做起，现在好的小学都有入学考试了，考不过就不能上。上不了好的小学就上不了好的中学，上不了好的中学就上不了好的大学，上不了好的大学孩子的前途就会受到影响。所以，孩子应该五岁就开始学习。类似的情形在生活中很常见，父母双方都是为了孩子更好的发展，却两个人都坚信自己的想法是更适合孩子的，因此产生争执。其实我们可以看到，双方各自有自己的道理，看起来都挺合理的。那双方的差异在哪里呢？就是对同一个事情不同的认知。

我们为什么会有不同的认知呢？这往往和每个人的成长历程密不可分。从刚才这个例子看，爸爸就说，我从小也没怎么刻苦地学啊，也没有补课啊早教啊什么的，我不是也考上了好大学吗？但是妈妈就会说，你的情况是特例，我从小都学得很刻苦认真，步步努力，这才考上的好大学。由此可见，不同的成长历程会造成我们不同的认知方式，因此也会导致两个人意见的不统一。

在两个人的亲密关系中，这些来自原生家庭的印迹、这些来自认知结构的差异，常常导致我们固执地站在自己的立场上，坚信是对方的错，而让亲密关系陷入僵持和尴尬。

那么，如何化解亲密关系中的矛盾呢？心理学上有一个小技巧，叫“换位思考法”。

在同一个问题点上，当我们和伴侣发生了意见分歧的时候，先不要着急去分辨谁对谁错，而是先站在对方的角度去思考一下，他为什么会这样想？他的这个想法从何而来？这样的想法可能和他怎样的成长背景有关？当你换到对方的角度去看待这个问题时，你就可以通过模拟他的思维过程而了解他的感受。当你了解了他的感受之后，你就可以在不伤害他的前提下，去和他进行有效的沟通。

举个例子：我的来访者是一个 26 岁的职场女性。她的丈夫非常反对她加班，每次她加班之后都会和她吵架，她觉得很委屈。自己现在的工作来之不易，又正逢职业晋升的好机会，却得不到丈夫的支持，她觉得丈夫很自私、只爱自己不爱她。于是，我陪伴她用换位思考的方法去理解丈夫的感受。

我问她："假如你是丈夫，每天你的妻子都加班，回家很晚，你可能会有怎样的感受呢？"

她想了想，说，"如果我是他的话……我每天下班回到家，肯定很想念我的老婆，想和她一起吃个晚饭，聊聊天。但是，她天天加班不回来，也没时间接我电话，我天天都想她，慢慢就会觉得委屈、失落和生气……"说着说着，她的语气慢慢柔软下来，自己也忽然明白了，老公之所以在这件事情上总和她吵架，并不是因为不爱她，相反，是因为很爱她。

在通过换位思考了解到对方的想法以后，我们接下来需要做的是什么？没错，接下来我们就要做沟通了。那怎样的沟通对于亲密关系最好呢？

教大家一个沟通技巧，叫作"三角支撑式情感沟通"，又叫作"一致性沟通"。具体的做法是：在沟通的时候，首先考虑三个点，对方的想法，自己的想法，以及当时的情境。这三个点就好像三角形的三个角，强有力地支撑起整个对话，维持局面的稳定。在表达的时候，一定注意真实和真诚地表达自己的感受，切不可夸张，更不能带着指责的语气。

例如，我们上边说到的例子，这位女士决定回家和丈夫好好地沟通一下。那么，根据“三角支撑式情感沟通”，她可以怎么做呢？她可以说：“老公，我知道你反对我加班，是因为每天我回来很晚，你会很想念我，而且你担心加班会影响我的身体健康。但是，你的表达方式让我很难过、很受伤，我还以为你不爱我了。其实呢，现在的情况是，我在公司正好遇到一个职业晋升的好机会，我这段时间可能需要辛苦一下，但不会太久，大概需要两个月的时间，我们赶完了这个项目就不需要加班了，我也可以得到晋升。所以，请你再支持我两个月好不好。我真的特别需要，也特别感谢你的支持。”这，就是一个完整的“三角支撑式情感沟通”。

下边，我们来仔细拆解一下这段话，以帮助你更好地掌握“三角支撑式情感沟通”技巧：

这位女士说：“老公，我知道你反对我加班，是因为每天我回来很晚，你会很想念我，而且你担心加班会影响我的身体健康。”

解析：这个表达是什么？没错，这是站在对方的角度上看问题，替对方表达想法。这样的表达，会让对方感觉到你对他的理解和重视。

接着，她继续说，“但是，你的表达方式让我很难过、很受伤，我还以为你不爱我了。”

解析：这是在真实地表达自己的感受，不夸张、不指责，让对方也可以理解我。这一处表达是难点。务必注意语气，要用平和真诚的语气表达。据我所知，很多人是这样表达的：“你为什么要这样对我，你这样对我，我有多难过、多受伤，你知道吗？你考虑过我的感受吗？”注意，这个表达就不对味了，就可能会刺伤对方，演变成一场争吵。因此，真诚而不指责，是这个技术中的难点。

接下来，她说，“其实呢，现在的情况是，我在公司正好遇到一个职业晋升的好机会，我这段时间可能需要辛苦一下，但不会太久，大概需要两个月的时间，我们赶完了这个项目就不需要加班了，我也可以得到晋升。所以，请你再支持我两个月好不好。我真的特别需要，也特别感谢你的支持。”

解析：这是在解释当下的情境，让对方明白整件事的背景，帮助他更好地理解你的处境。接着表达自己的想法和需求，向对方表示感谢，如此，对方更容易接纳你的想法。

这就是一个完整的“三角支撑式情感沟通”。它是一个结构化的沟通技巧，总共就三个点，不难掌握，并且可以让我们在亲密关系中的沟通更加地顺畅，减少误会。让对方更加理解我们，更好地给予我们支持。

当然，对于新沟通模式的建立，是需要反复练习的。如果你没有办法立刻学会这个沟通方法，不用着急，你可以慢慢来，反复多次的练习会让你越来越擅于沟通，也会让你的亲密关系越来越和谐美好。

亲子关系（一）：走出原生家庭的“强迫性重复”

伴侣和子女，是我们身边人际距离最近的人，也是心里分量最重的人。他们的一举一动，每一个行为和表现，都牵动着我们的心，影响着我们的情绪。在上一节内容里，我们深入探讨了亲密关系中的焦虑隐患——“角色期待”，接下来，我们要探讨的是亲子关系：如何做不焦虑的父母，走出原生家庭的“强迫性重复”。

在成为父母之前，我们每个人都曾是孩子。也许，相对父母这个角色而言，我们更熟悉的是孩子这个角色。在我们成为父母之前，我们对自己的父母有着诸多的挑剔和不满，后来，我们自己成了父母，才知道，父母这个角色有多么不容易。每一天，喜怒哀乐都被孩子的一举一动牵动着，生活中每一个决定都会把孩子的感受考虑进来。孩子是我们温柔的束缚，也是我们甜蜜的负担。

你有没有发现，在生活中，虽然我们很努力，但孩子却常常收获不到我们的爱。他们会误解我们，对我们生气不满，甚至和我们对着干。这样的时候，我们会很挫败，也很无奈，不知道自己还可以做些什么，不知道怎样才能让孩子理解我们的苦心。

我曾经在一个心理工作坊上做过一个活动，带学员们去回忆自己从小长大的历程。我请一位学员坐在现场中间的椅子上作为演示者，请他想象自己是一个新生儿。

1.“当孩子开始走路以后，父母会特别担心孩子，会不会发生危险，会不会走丢，会不会乱跑……于是就像这样……”（我用绳子把演示者的脚绑起来）；

2.“慢慢地，孩子越来越淘气，到处乱翻乱动，父母会很担心她会不会发生危险，动了电线怎么办，动了刀子怎么办……于是就像这样……”（我用绳子把演示者的双手绑起来）；

3.“手和脚都绑起来了，父母们就发现，这个孩子，嘴巴可厉害了，说话没大没小，常常乱说话很气人，于是，父母们就这样……”（我又给演示者戴上口罩）；

4.“光这样还不够，这个孩子还不能乱看，因为乱看他就会乱想啊，外界的好多东西对他都有不好的影响，于是父母们这样……”（我又给演示者的眼睛再戴上眼罩）。

这个时候，我问演示的这个学员有什么感受，她掉下了眼泪。她说，她觉得自己真的就是这样长大的。现场很多的学员也都掉下了眼泪，他们说，他们也是这样长大的。

我问大家“你们觉得，父母为什么要这么做呢？”，大家都说，父母是想保护我们吧，怕我们受伤，怕我们保护不好自己。我又问“那你们喜欢父母这样做吗？”，大家都摇头。我又问“那你们对自己的孩子，是这样做的吗？”，大家沉思了一下，纷纷沉重地点了点头。

心理学当中，精神分析理论认为，人们有一种“强迫性重复”的行为倾向。也就是说，我们会不自觉地重复一种从原生家庭当中习得的行为模式，不管自己喜欢还是不喜欢，认同或者不认同，都会不自觉地重复它。

我有一位男性朋友，他交了一个女友。这个女友的妈妈有洁癖，特别爱打扫家里的卫生，让他非常困扰。每次他去女友家，她的妈妈都会冲出来用毛巾为他在地板上铺出一条路，让他直接走到洗手间去，把外面的衣服都换掉，洗手洗脸，之后出来坐在客厅沙发上一个固定的位置，不能到房间其他地方随意走动。因为他还没有洗澡换衣服，身上有细菌，女友妈妈怕他污染了家里其他地方。我的朋友非常苦恼，他说，每次这样他都觉得自己简直像“四害”一样，就差被灭掉了。对此，他的女友也很苦恼，她也特别不赞同妈妈的这种洁癖，并且表示她从小就深受其害，一直盼望有一天能脱离家里自己生活，从此不用再忍受妈妈的洁癖。我的朋友听了，特别感慨。很快他们结婚了，搬出去住了。按道理说，应该皆大欢喜了。结果没多久，朋友又告诉我，他现在在家里简直沦为了清洁工，他太太每天检查卫生，这不干净那不干净，他每天一下班就被迫打扫卫生。原来，她所说的不赞同妈妈那种洁癖，只是不赞成像妈妈那样辛苦地打扫卫生。但她已经习惯了那种洁癖的卫生环境，所以也会不自觉地要那样的卫生标准出现在自己家里。这就是“强迫性重复”的一个典型例子。

来自原生家庭的很多模式，我们自己不喜欢、不认同，却忍不住一再去重复。这就是为什么我们会用自己小时候不喜欢的那些父母的行为模式去对待自己的孩子。

我的一位来访者说，他小的时候，最怕爸爸打他。每次他作业写不好，爸爸从不告诉他哪里错了，直接一巴掌打过来，还让他自己说错在哪里。每次他都很恐惧，不知道自己到底错在哪了。后来他自己有了孩子，他发现，自己居然不知不觉地也用这样的方式对待孩子。有一次，孩子满眼含泪地跟他说，“爸爸，我真的不知道错在哪儿”。他当时突然就想起了自己小的时候，觉得特别心疼和惭愧。从此以后，他都非常注意，避免再使用这样简单粗暴的方式对待孩子。渐渐地，孩子的状态也越来越好。

其实，对于原生家庭的“强迫性重复”有所察觉以后，我们是可以减少或避免它对我们造成的影响的。

首先，时时反观自己的行为，我们与孩子的沟通模式到底是自己认可的，还是一种来自原生家庭的惯性？这种方式我们自己喜欢吗？小时候我们经历这种方式的时候心里是什么感受？

接下来，我们尝试对这些“强迫性重复”的行为模式做出调整。如何调整呢？可以假设自己回到小时候，回到相应的场景，我们希望自己被如何对待？用换位思考的方式去感受孩子的需求；与孩子商量和探讨，对他而言怎样是更好的方式。说到底，其实并不是父母在管教孩子，而是父母帮助孩子去实现自我管理。孩子才是对自己的行为全权负责的人，所以，我们需要尊重孩子的感受与想法，为他实现自我管理提供支持和辅助。

我们需要记住，原生家庭的“强迫性重复”虽然会在我们身上出现，但它是可以通过自我监控和调整来实现减轻和改善的。只要我们对自己的行为保持觉察，时时反观、时时调整，就可以在很大程度上避免“强迫性重复”对我们的影响，从而保护到孩子，使其不被我们的“过去”所伤害。

亲子关系（二）：避免“控制型”和“忽略型”家庭氛围

上一节里，我们探讨了如何识别和避免原生家庭的“强迫性重复”对于我们的影响，接下来，我们要继续探讨关于孩子教养模式的问题。

心理学上认为，在家庭中有两种教养模式对于孩子的负面影响特别大，一种是过度控制，另一种是情感忽略。（我们曾在第一阶段的内容中深入探讨过这两种家庭氛围给孩子带来的人格层面的影响。）

“过度控制型”的父母，往往是焦虑型的父母。他们担心孩子不能很好地保护自己，不能妥善地照顾自己，恨不得所有的事情都替孩子完成，希望孩子朝他们设想的方向发展，希望孩子在各个方面都达到自己的期待。这样的家长往往对自身就有着很高的要求，也许是因为自己小时候就是在控制型的教育氛围中长大的，所以尤其在乎对孩子的控制。生怕自己一疏忽，孩子就长不好了。一旦孩子出现偏离自己预期的行为，“过度控制型”的父母就会很焦虑、很愤怒。

与此同时，“过度控制型”的父母也可以分成两类：

一类是强硬的控制，又叫显性控制。表现为处处对孩子设限，如果孩子违反了要求就会严厉斥责孩子，让孩子改正。这种情形下，孩子往往容易和父母产生正面冲突，亲子关系容易僵持，孩子表现得叛逆不羁。或者，完全相反，孩子表现得逆来顺受，处处谨小慎微，性格怯懦。

另一类是温柔的控制，又叫隐性控制。父母看起来语气好像很温和，好像在和孩子商量，但孩子其实根本没有选择的余地，更不被允许“不服从”。在这种情形下，孩子往往觉得很委屈，又无法直接表达，常常会因为无法达到父母的期待而产生自责感。孩子的内心会很压抑，常常口是心非、撒谎、伪装或对父母敷衍。

在控制型家庭氛围下，孩子往往思想压力大，焦虑感强、压抑和不快乐。到了青春期，孩子和父母的摩擦和冲突会尤其频繁。

另外一种与“控制型”教养方式相对的，是“忽略型”的教养方式。父母忽略孩子的感受和要求，不管孩子如何表达，父母都听不见或者不在乎。我们现在常常看见，很多父母天天抱着手机，把孩子丢给老人或阿姨，自己就完全不管了。孩子说话他也听不见，孩子想找他玩他也很不耐烦，更有甚者，孩子在他身边发生危险了他都还抱着手机全然不知。这种忽略会带给孩子特别大的挫折感。

心理学上有一个实验叫作“习得性失助”，就是把实验用的小猫放在笼子里，给它电击。一开始，小猫试图逃走，但经过多次失败以后，小猫不再试图逃走了，甚至你把笼子打开了，它也还蹲在原地，根本懒得动。

在“忽略型”的教养氛围下长大的孩子，也会有这种习得性失助。一开始，他用各种方式想唤起父母的关注，可能是讨好——很听话、很乖，努力地表现；也可能是敌对——故意给父母捣乱，吸引父母的目光；但，当有一天，他用尽所有的办法都无法获得父母的关注以后，他就放弃了，从此封闭自己，再也不向父母索取关注，再也不向父母表达。常年缺乏父母的爱的孩子常常情感淡漠，不善与人亲近。这是因为他们在最需要父母关注和爱的时期，遭遇了忽略，所以才会“习得性失助”，变得情感上自我封闭。这样的孩子在长大成人以后，通常会难以对人产生信任感和安全感，人格层面焦虑感强，在亲密关系和社会交往当中会遇到更多困难。

因此，在我们与孩子相处的过程中，应注意避免“过度控制”和“情感忽略”这两种模式。那么，如何避免呢？跟大家分享两个小技巧：

1. 时时反思，管理自己的“控制欲”——察觉自己对孩子的要求，到底是为了孩子好，还是为了满足自己的心理需求。

例如，我们让孩子学钢琴，这是为了什么？是为了让他开心，还是为了让自己开心？是因为他喜欢钢琴，还是因为自己想让孩子喜欢钢琴？是因为他想以后以此为特长，还是我们自己希望他以后以此为特长？分清楚这一点，才能明白孩子的感受。其实有的时候，孩子真不是在为了自己学钢琴，他真的是为了你而学的，所以他才学得那么不情愿，学得那么痛苦。

说到这里，有些家长可能会说，那孩子长大了总得有点爱好和才艺啊，现在不逼着他学，以后他会埋怨我们的！其实不然，你忘记了给予孩子选择的权利。既然是他的爱好、他的才艺，是他要受益一生的事情，怎么能够由父母替他选择呢？当然该由他自己选择！所以，给予孩子选择的权利也是亲子关系融洽的关键。

2. 注意与孩子的情感沟通，对孩子的表达要及时给予情感回应。

很多时候，不管我们的情绪好与不好，不管我们能不能实质性地帮到孩子，给予孩子情感回应都是非常必要的。也许孩子很闹腾，我们对此很不喜欢，但也要回应孩子，表示爸爸妈妈收到了他的情绪，爸爸妈妈很在乎他，很愿意帮助他，很愿意与他分享和分担。让孩子了解父母对他的重视和在乎，父母愿意和他有情感上的互动，如此才能让孩子拥有心理上的安全感，让亲子间的感情更加稳固和温暖。

做好了以上两点，你的亲子关系就会得到极大改善，孩子以及你自身的焦虑状态都会得到很好的改善和缓解。

人际关系：走出“好人焦虑”，守好人际边界

前几节的内容里，我们探讨了自我关系、亲密关系以及亲子关系，接下来的部分，我们将重点探讨人际关系。

人际关系当中，有一个常常困扰我们的核心问题，那就是“人际界限”。因为人际界限划分不清，我们会经常遇见难以拒绝别人、过度付出，以及“费力不讨好”等情况，而这些情况都容易引起我们的懊恼和焦虑。所以，今天就让我们来仔细探讨一下人际界限问题以及其合理的应对方案。

先与大家分享一个我咨询室里的案例。

我的来访者Y小姐告诉我，她生活得很累、很委屈。身边的人对她要求很多，同事会常常请她帮忙完成一些本不该由她做的工作，上司会请她帮忙去做一些订外卖、买咖啡之类的跑腿活，邻居会请她帮忙照顾自己的猫猫狗狗。朋友们不开心了都会打电话给她倾诉心事，一打就是一两个小时。父母会对她各种要求，让她按时回家吃饭、每月上交工资。每次，她都尽量去满足大家的要

求，可是，自己却常常觉得受伤。她帮了同事的忙，同事却不领情，还在背后说她坏话。她帮上司订外卖，上司不但挑三拣四，还越发变本加厉使唤她去做更多的杂事。她帮邻居照顾猫猫狗狗，邻居却说她不认真，给狗狗吃了脏东西害狗狗生病了。她耐着性子听朋友打电话、倾诉心事，朋友还抱怨她心不在焉、不在乎自己的感受……

Y 小姐问我，“唐老师，为什么我这么倒霉，这些破事搞得我每天焦虑死了！”

我告诉她，“这是因为，我们没有划分清楚人际关系的界限，给了别人侵犯我们界限的机会，所以，才会如此费力不讨好，让自己活得焦虑和困扰”。

人际界限是我们社会交往中最基本的心理安全保障，但很遗憾，包括我们在内的很多人却在划分人际界限这个问题上困难重重。要么就冷落了该重视的人，要么就把不该重视的人看得太重了，于是常常感觉到受伤，自己付出了很多，却得不到情感上的回报。

那么，该如何划分出恰当的人际关系界限呢？给大家分享一个小技巧，叫作“环状人际关系切分法”。它可以帮助你对身边的人进行准确的心理定位，继而根据其不同的重要程度，重新定义和调整与他们的人际关系界限。经过这个调整以后，你的疲惫感和焦虑感都会得到极大减轻。

请你准备出一张白纸和一支笔。在白纸的中间点出一个点，写上你自己的名字。然后，以你的名字为圆心，向外画圆，从小到大，多画几层同心圆。就像我们平时看见的那种射箭用的箭靶一样的，一层又一层的圆。

现在，在你的脑海里，想象出你生活中常常相处的人们，把他们按照你心理上的重要程度做一个排序。然后，把他们的名字写在这一串同心圆相应的位置上。比如，离你最近的，也就是离圆心最近的这一圈，应该写上你的“重要他人”。这个重要，指的是心理层面的重要。通常而言，你的父母、伴侣、孩子，这些就是你最重要的人，也是离你心理距离最近的人，他们应该画在内圈。

之后，在向外延展的一个圈里写下你的“次重要他人”。也就是对你而言，心理距离仅次于刚才那些人的人。比如，你的兄弟姐妹，你的闺密、好哥们、发小，你最好的朋友，等等，这些人对你非常重要，但重要级别比内圈的“重要他人”略低。

之后，依此类推，你可以一圈又一圈，给你身边的人做一个重要等级排序。

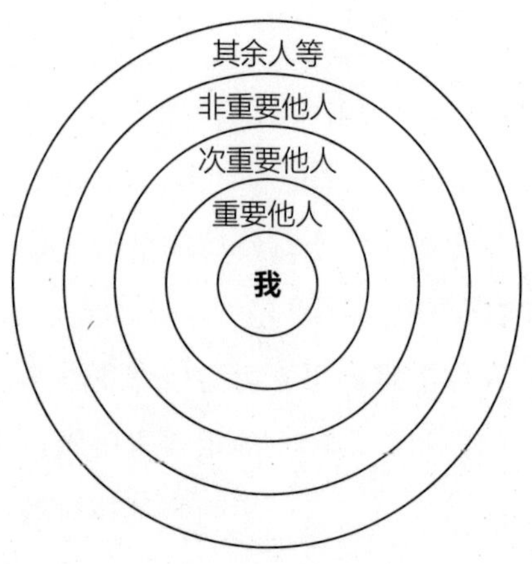

写完之后，你就可以直观地了解到，你身边的人在你心中的重要程度。距离圆心（你自己）越近的人，越是你在关系中应该重点维护的对象。离你越远的人，越是你无须在乎的人。由此，你便可以明白，哪些人和事真的值得介意，哪些人和事其实无足挂齿。

那些让你帮忙干活的同事，让你订外卖的上司，让你照顾猫猫狗狗的邻居，他们的重要程度排在这个圆的第几层呢？如果是排在外圈的人，对于我们而言，心理重要程度如此之低，我们又有什么必要花那么多精力和情感在他们身上呢？随便应付一下就行了，不必投入太多，如此，就不用那么累，也不会感到焦虑和受伤了。而此处节省下来的精力和情感，我们可以用来陪伴那些重要程度排在内圈的人，如父母或者特别好的朋友，我们多花心思去经营和他们的情感，对于我们而言，才是真正能带来幸福感的事情，会带给我们丰厚的情感回报。

参照这个方法，划分清楚人际关系的界限，就能帮我们省去很多毫无意义的烦恼和焦虑。

朋友关系：期待管理、及时沟通与恰当边界

朋友，是除了家人之外，于我们意义最为重要的人群。从我们走出家庭走入社会，就开始了与朋友的交互活动。幼年时的小伙伴，少年时的闺密死党，成年后的好友至交，朋友所带给我们的是支持、陪伴、安全感和归属感，让我们在社会生活中更加从容和游刃有余。

与此同时，朋友也会带给我们困扰。朋友会对我们有所期待，期待我们的陪伴、理解、无条件的支持和包容，甚至还有更多具有个性化的期待。这些期待当中，有一些是我们能做到的，有一些是我们做不到的。而当我们做不到的时候，朋友难免会失落难过。同样，我们也会对朋友有所期待。当朋友无法满足我们的期待时，我们也会有受挫的感觉。

我有一个好朋友，我们从初中时代就是很好的闺密，长大以后又在同一个城市工作，感情上亲如姐妹。在刚开始参加工作的时候，我们很庆幸有彼此在身边，遇到烦恼有人出主意，遇到伤心的事有人安慰，遇到困难也有彼此分担，我们以为我们的友情会永远这样持续下去。

但是，渐渐地，随着时间的推移，我们越来越忙，彼此之间的联系也越来越少。再后来，我们各自恋爱和结婚，尤其是我生了宝宝之后，能够分给她的时间就更少。很多时候，当她需要倾诉时，我却需要哄孩子睡觉，没办法接她电话。当她想见我时，我却正在给家人做饭，没办法出来见面。于是，很长一段时间里，这位好朋友对我非常有情绪，觉得我不再重视她了。于是一个人生闷气，不再理我。而我也很受伤，因为我那么忙、那么努力，她不但没办法帮到我，还要与我闹情绪，我觉得很难过。于是渐渐地，我也赌气不理她。两个人之间的分歧和误会越来越大，关系也渐渐疏远。直到后来，她也有了宝宝，她才理解到，原来我当时并不是不在乎她，而是作为新手妈妈，真的有诸多无奈。在她明白这一切之后，我们约在一起吃了一顿饭，把这些年的误会一一解开。后来，我们又恢复到了以前的亲密。

和我的故事类似的经历，相信大家都曾有过。朋友之间期待越多，难免失望也会越多。

那么，怎样才能避免对朋友过高的期待而带给我们的失落呢？我们可以尝试设身处地的“换位思考”，站在对方的视角去解读他的行为，站在对方的立场去评估我们自己的期待是否合理。如果我们一味地站在自己的立场思考问题，就会看不到事情的全貌，也会对朋友产生误会。就像我的闺密，直到自己做了妈妈，才明白，原来当妈妈是那么辛苦，也才理解了，“原来，我的好朋友当时真的不是不在乎我，而是她自己也处在很困难的境地”。

另外，如果是朋友对我们有过高的期待，我们该怎样去处理呢？这种情况下，坦诚地去和朋友沟通非常重要。去主动告诉他我们当前的处境，我们的想法、困难和我们所能尽到的努力。当朋友了解到我们真实的情形以后，对我们的期待也会有所调整，因此也可以减少许多矛盾和误解。

如果你足够细心，你也许会发现，朋友之间常见的矛盾往往不是深仇大恨，而是一个又一个小小的误解。有趣的是，朋友之间的误解常常得不到及时沟通，而是积累到一定的程度、让人实在很不舒服了，才会有一方鼓起勇气说出来。然而，这个时候的表达，往往包含了太多压抑的情绪，对于沟通非常不利，这有可能造成双方误解更深，甚至友情的破裂。

我们总认为，对朋友的宽容和大度，体现在两个人发生不愉快的时候，自己隐忍下去，装作没事，以避免摩擦，避免对方内心不舒服的感受。其实，这种压抑是不好的。因为对方并没有留意到你的不舒服，他可能以为你真的不在乎。于是，下一次同样的情境，他或许会再次做出类似的行为，让你再次不舒服。一而再再而三的隐忍，终有一天会触及你的底线，这个时候你再爆发出来，往往已经积累了很深的情绪，会让对方难以理解。他会觉得，你以前明明不在乎这样的事，为什么这一次突然翻脸了？他可能对你的表现做出其他的猜测或归因，比如，是不是你对他不满，或者早就不想和他做朋友了，只是今天借题发挥才表达出来？这样的情形下，往往会给双方都造成误解和伤害。

那么，如何避免朋友之间误解和伤害的发生？

及时的沟通和表达非常重要。朋友之间的情感联系越是亲近，当不舒服的情形发生时，就越要及时表达出来。那么，怎样的表达方式合适呢？我们可以真实地表述自己的感受，并且提出改进方法让对方参考。这个过程中一定要注意，避免用指责的口吻，同时，要留给对方解释和表达歉意的空间。

例如，我有一位朋友，特别介意别人说她胖。有一次吃饭的时候，另一人和她开玩笑说，“原来你的体重是这样吃出来的啊，真是辛苦你了”。这在当时大家看来都是玩笑话，但这位朋友听了却很不舒服。于是，她当场就很认真地跟大家说，“我知道你们是喜欢我，所以才跟我开玩笑。但我其实特别介意被人说胖，每次听到别人说我胖我都会很难过。所以，下次我们开玩笑的时候可以说其他方面吗？”她这样表达以后，那位开玩笑的朋友立刻向她表示了歉意，大家也并不觉得伤感情，并且在那之后，再没有人用胖这个特点来跟她开玩笑了。与此同时，大家还觉得她是一个坦诚率真的人，更愿意和她做朋友。

除了沟通以外，朋友之间的人际边界问题也是我们需要关注的重点。

什么叫人际边界？人际边界就是，每个人对自己所划分出来的、让自己感觉安全和舒适的一个心理范围。我们都需要保持自己的人际边界不被侵犯，才会觉得有安全感和控制感，人际关系当中才会舒服和自由。

然而，我们常常在与好朋友的交往过程中模糊了人际边界。有时候，我们会过度侵入了朋友的边界，因为在乎他、希望他好，事事都想替他出主意、做决定，很多时候这种过度的关心让朋友很不舒服，却难以拒绝，于是他们只好回避我们。而我们自己却觉得很委屈，认为自己明明是为他好，他却不领情。

与此同时，另一些时候，朋友可能也会过度侵入我们的边界。我们会觉得自己的隐私和自由受到了侵犯。什么都得向朋友汇报，什么决定他都要参与，我们也会觉得不舒服。但又理解朋友的一片好心，不想让他受伤，所以一再退让，最后搞得和朋友之间有了隔阂。

因此，在与朋友相处的过程中，时常反观和调整人际界限很重要。我们有没有过度侵入别人的边界？我们的关心有没有对别人造成困扰？我们有没有越界去替别人做决定？如果有，就要提醒自己，是我们越界了，赶紧收回来，重新调整与对方的关系，保持一个舒适的心理距离。同样地，如果对方越界了，我们也要温柔提醒。告诉对方，我们需要多一点点私人空间，独立决定一些事情。同时，也要记得感谢对方的好意，认可他已经带给你了很大的帮助，并且表示，当你需要建议和帮助时，一定会第一个找他。

保持适度的人际边界，就像我们在公路上开车，留出适度的安全距离一样，会让我们和朋友的相处更加的和睦和舒适，让我们更好地享受友谊和人际支持。

以上，就是我们在朋友关系这一部分里想要强调的内容。简要总结一下：我们讨论了和朋友之间的相处之道，谈到了对朋友的期待管理、朋友之间的沟通技巧，以及朋友间的人际界限管理，希望这些技巧可以帮你拥有更加舒适自由的朋友关系。

职场关系（一）：能把同事当好朋友吗？

除了家人以外，也许和我们相伴时间最长的就是同事了。每天 8-10 小时的上班时间，我们都和同事在一起，与同事之间的关系质量，也直接影响着我们的心情和幸福感。本节我们将要讨论的就是，如何拥有不焦虑的职场人际关系。

在我的咨询室中，常有来访者探讨同事关系的问题。比如，有人抱怨说，同事之间的关系太冷漠，充满竞争，大家不愿相互支持，遇事都往对方身上推，不愿承担责任，这样的工作环境让自己觉得太冰冷，没有温度。也有人抱怨说，同事之间的距离太近，简直没有隐私和私人空间。自己发生一点小事，转眼间就“一传十，十传百，变成了全公司皆知的秘密”，而且，每天中午必须要和同事们一起吃饭，想自己独处一会儿都很难，于是觉得心累。

听起来，与同事之间的距离还真是个难以把握的难题。有人问我说，老师，我到底能不能把同事当成朋友呢？我回答说，当然可以。但，你需要记得，你们之间的关系首先是同事，其次才是朋友。这个关系的顺序不能颠倒。

我的来访者F小姐告诉我，她与一位同事关系一直很好，也一直把她当成自己的好朋友。生活中的喜怒哀乐都和她分享，工作中也毫无保留地支持她。然而，有一次，他们在工作中出了一个严重的差错，这位同事忽然翻脸，把所有的责任都推给F小姐，把自己的责任推得干干净净，还在上司面前说了很多F小姐之前的差错和漏洞。F小姐震惊了，不敢相信这是她的好朋友所为，觉得自己被背叛和出卖了。

在这个故事里我们可以看到，F小姐之所以如此伤心难过，是因为她把同事和朋友这两个身份的顺序颠倒了。她把对方首先当成了朋友，其次才当作同事。这个逻辑顺序带来的问题是——让我们对同事产生了过高的期待。

为什么说是“过高的期待”呢？让我们仔细想一想，我们对身边不同人的期待：我们对朋友的期待是什么？你可能会说，对我真诚，喜欢我，支持我，对我关心，给我帮助和鼓励，保护我，陪伴我，心疼我，等等，对于这些期待的满足程度，就是我们选择朋友的标准。但是，对于同事呢，我们的期待又是什么？“同事”二字，顾名思义，就是一同做事情、一起工作的人，我们自然期待他和我们一起好好完成工作，协调配合、共同达成工作目标，仅此而已。

由此看来，我们对朋友的期待水平是远远高于同事的。如果把朋友的身份放在同事的身份之前，那恐怕我们注定会受伤，因为，同事注定无法满足我们对朋友的期待。

好的同事关系产生于一个前提，那就是人与人之间的恰当距离。把同事首先当成同事，然后才是朋友，用对同事的期待标准去要求同事，如此才能让我们的职场关系更为顺畅与和睦。

职场关系（二）："职场四步高效沟通法"，告别误会和焦虑

除了上一节我们谈到的同事关系以外，职场中，其实大部分的压力和矛盾源于沟通问题。

我的一位来访者 Q 女士跟我说起了她和同事的沟通故事。Q 女士说，她把工作布置给下属，是一个产品报告，需要在五天后交给客户。当时布置完任务后，她问下属听明白没有，下属说，明白了，知道该怎么做了。于是，Q 女士就放心交给他去做了。5 天以后，到了给客户交报告的日期，下属把报告提交给她，她看到后几乎要晕倒。这位下属花费了整整 5 天时间，给她做了一个完全不能用的东西，没有任何部分是客户想要的。Q 女士当时的心情无比崩溃，对下属大发了一通脾气，连夜自己把报告赶出来交给客户。事情过后，这位下属对她非常不满，到处去同事之间说她无理取闹、刻意刁难自己，搞得 Q 女士非常郁闷。

这个故事，其实我们仔细一想便会发现，这不是简单的谁对谁错，而是 Q 女士和下属双方存在着严重的沟

通问题。因为布置工作的时候沟通没有到位，从而导致下属没有真正理解任务，才会交上来一个完全不对的东西。在那之后，Q 女士的处理也过于草率，只是简单地发了一通脾气，没有让下属理解到这件事情真正的重要性和后果，因此也造成了下属对她误解笃深，才会到处去说她坏话。

那么，在与同事的合作中，如何沟通才能更有效地达成理解、提升工作效率呢？以下几个小技巧可以帮助我们更好地与同事沟通和协作。

1. 在任务沟通的时候，要与对方反复确认，确保对方正确无误地理解了你的意思。

假如你是上级，在给下属布置完任务以后，除了问他听明白没有，还可以多问一句，“你打算怎么做呢？”请他大致说一下他的操作思路，以此来验证下属究竟有没有真正理解你的意思。同样，如果你是一位下属，上级给你布置工作的时候，你也可以仔细向他求证一下你的理解是否正确，你可以说，“这个工作，我准备这样做，您觉得如何？”如此，就可以在工作开始的时候，避免因为沟通不到位而引发的误解，也避免后续的种种损失。

2. 在与同事沟通的时候，保持高度的包容性，求同存异。

我们每个人，因为成长历程和教育背景的不同，思维方式和看待问题的角度也不一样。我常常看见公司里的两个同事为一个问题争得互不相让，但仔细一听，这两个人说的都有道理，其实是这件事情的两个方面，根本没有争执的必要。那么，他们为什么会争执不下呢？因为，我们常常会陷入一个思维误区，就是“非黑即白的二元论”——假设事情只有两种答案，一种是正确的，另一种错误的。如果在这件事情上，我的看法是正确的，那你的看法就一定是错的。其实不然，世界上没有绝对的正确和绝对的错误，每个人的看法都有他合理的一面。所以，在和同事沟通的过程中，看到双方的不同立场，看到事情的不同侧面，看到双方观点的差异和互补，都是非常重要的。把关注点从“对与错”之间解放出来，才能看到事情更全面的样子。求同存异的态度，也会让同事之间的沟通更有效率。

3. 沟通是双向的，倾听和表达同样重要。

我在企业中观察到一个很有趣的现象。有时候，两个同事之间好像在一起讨论什么，但你仔细去听，会发现他们说的根本不在一个频道上。好像双方都在很努力地表达，想让对方理解自己，但却没有人真正去听、去理解对方到底在说什么。如果足够留意，你会发现，这种有趣的事情其实每天都在你身边发生。

我们在工作中总是急于表达自己，想让对方明白和理解自己，然而，却忘记了去倾听对方。于是，我们讨论了一个小时，没有达成任何共识，甚至都不记得对方到底说了什么。离开了倾听，一个只有表达的沟通，往往是无效沟通。

那怎样的沟通才有效？或者说，怎样才能让别人真正理解到你的观点？前提是，你必须先去理解对方是怎么想的，然后沿着对方的思维方式，用对方能理解的话语，从对方的角度去向他解释，去帮他理解，如此，对方才能真正明白你的意思。所以，在你表达之前，先去倾听对方，听听他对这个事情到底是怎么想的、他的逻辑是什么、他的感受是什么，然后，你再针对他所想的内容去阐述你的观点，用他能理解的方式去解释你的想法，如此，对方才会接纳你的观点。所以，越是想让对方理解你，就越要去倾听他，唯有两不偏废，才能达成有效的沟通。

4. 在沟通的过程中，尽量用职业化的表达，避免情绪化的表达。

我的一位来访者告诉我，她的上级想给她增加工作量，但她本身的工作量已经很饱和了，再干不了更多了。于是，她这样拒绝上级，她说："老板，你看我最近身体也不好，老生病，家里孩子还那么小，她爸爸也管不了，我每天除了接送孩子上学，晚上还要陪做作业，我真的坚持不住了，真的干不了那么多活儿。"结果，她的老板很不开心，觉得她是无病呻吟，工作态度不积极，很不职业。

那这样的情况，如何沟通更有效呢？你可以尝试一下职业化的沟通。什么叫职业化的沟通？那就是，从公司和业务发展的视角去阐述你想表达的问题。

老板想要给你加工作，但你本身的工作已经非常饱和了，实在没办法接更多，这时你就可以尝试用具体数据来说明你的情况。比如，你现在手上的工作有哪些，这些工作对于公司业务有着怎样的重要性和影响，完成这些工作你所需要的时间，目前的状况你如何平衡与安排，达到了怎样的效果，以及你工作时间的总体饱和度。假设，此时再给你增加新的工作，将有可能影响到你手边已有的工作的质量，有可能带来怎样的影响，这些影响可能会给公司业务带来怎样的风险。通过这样职业化的表述，上司就能够明白你真正的工作量与实际情况，他才能够更好地权衡工作的分配，同时也会对你留下专业严谨的好印象。这样，不论是对于你、对于上司、对于公司都是有着积极意义的沟通。

运用以上的沟通技巧，勤加练习，你就会在职场中拥有更高的工作效率和顺畅的人际关系，远离职场焦虑，成为更优秀、更幸福的自己。

身心关系（一）：焦虑与“肠脑”

前面的内容里，我们探讨了自我关系和人际关系，接下来，我们要探讨的另一重要主题是：身心关系。我们常以为，焦虑是一种纯粹的心理困扰，与身体和自然环境的关系不大。其实不然，焦虑与我们的身体状况以及自然环境密切相关。以下，就让我们来具体了解其中的奥义。

首先我们要探讨的是，焦虑与我们身体内部环境的关系。

说起大脑，我们都知道，是产生我们所有意识和心理感受的器官。但说起“肠脑”，大家可能就有些疑惑了。这肠道和大脑有什么关系呢？其实，这二者之间，关系可大了。

科学家们在2010年前后，提出了“人体的第二大脑——肠脑”这个发现。所谓“肠脑”，位于食管、胃脏、小肠与结肠这一段组织中。我们消化道所拥有的神经细胞与大脑的神经细胞数量相当，当“肠脑”中的肠道微生物共生复合以后，就具有了行为记忆功能以及情绪调节功能，也就是说，“肠脑”具有了相当于大脑的部分功能。

肠道微生物的健康对于我们人体而言尤为重要。我们每个人肠道携带 2 千克以上细菌，它们的种类有数千种。正是因为这些细小的微生物与我们共生，我们才得以保持身心的健康。肠道细菌帮助提高我们的骨密度，帮助制造人体所需的维生素，帮我们构建免疫屏障，防范病毒和有害细菌的侵害，而且肠道拥有比脊柱或中枢神经系统更多的神经元，我们很多行为本身并不一定是来自于我们自身，而可能来自于我们的肠道微生物的复合影响。

并且，尤其需要注意的是，“肠脑”对于我们情绪的影响和调节功能非常显著。一旦我们肠道的微生物系统出现不平衡，我们的身心健康就会受到影响。举个例子，我们常听说的幽门螺旋杆菌，它进入人体的胃肠道以后，就会破坏“肠脑”正常的内部环境，不但容易引起病变、诱发胃癌，同时它也是人类的情绪杀手，容易引发负面消极情绪，并且与老年痴呆成因有一定相关。

肠道微生物的失衡可以让我们出现抑郁情绪、焦虑情绪，甚至还和强迫症与孤独症的形成密切相关。除此以外，还有肥胖、自闭症、糖尿病等疾病都和我们体内的微生物环境失衡有着紧密联系。

因此，保护好我们的肠道微生物群，对于我们的心理健康和情绪状态有着极其重要的意义。

随着现代生活的饮食方式高度便捷化，大量的方便食品以及外卖、零食等，越来越多地占据了我们的餐桌。市面上包装销售的零食和加工过的熟食，大都含有防腐剂和保鲜剂，而这些成分都会杀死人体肠道内的健康菌群，对肠道健康造成损害，也间接影响着我们的情绪健康。所以，你会留意到，身边越来越多的人饱受抑郁、焦虑等情绪问题的困扰，都与我们不当的饮食习惯有着密切关系。建议大家在饮食上尽量保持健康，多吃天然的蔬菜、水果和肉类，少吃外卖和方便食品。另外，当你感觉自己情绪欠佳的时候，不妨吃一些酸奶或者发酵奶酪等富含天然益生菌的食品，也会对改善肠道菌群健康有积极帮助，对于改善情绪也会有帮助。

照顾好我们的身体健康，保护好我们的“第二大脑——肠脑”，是改善焦虑情绪的第一步。

身心关系（二）："季节性焦虑"的发生及应对

上一节的内容里，我们从身体内环境层面探讨了焦虑的产生和应对。接下来，让我们来换一个视角，从环境的角度看看焦虑的发生，以及我们可以怎样去应对。

我们身边的环境可以大概分为两类。一类是自然环境，另一类是我们所处的社会环境，就是我们周围的工作、生活等的环境。这两类环境，对我们的影响都非常大。关于社会环境所带来的影响，我们已经在之前的内容中详细探讨过了。本节里，我们主要探讨自然环境带给我们的情绪影响。

不知你有没有留意过，其实，自然环境中，昼夜的交替、四季的变化都会影响我们的情绪。有时候，当你无端地感到情绪低落或焦虑不安时，或许，并非是你的心理健康出了问题，而是季节和环境的变化所带给你的影响。

例如，每当黄昏来临的时候，或者夜深人静的时候，我们的情感都会处于比较脆弱敏感的状态，容易被一些细节触动，陷入对往事的追思、对孤独的感受，或沉浸在自己的内心世界里。所以，有很多电台都把情感类节目安排在黄昏和深夜的时段，听众们也往往最能在此时被触及内心，陷入忧郁和感伤。

此外，每当秋冬季节来临时，我们会变得容易感伤，面对萧瑟的秋风、满天飞卷的落叶，面对寒冷的冬季及静夜里翻飞的雪花，我们的内心也会觉得萧瑟寒冷，容易产生抑郁和悲观的情绪。因此，秋冬季节也是抑郁的高发期。

而夏季，由于天气炎热，白天阳光直晒，夜晚闷热多雨，容易让人产生烦闷和暴躁情绪，所以往往容易冲动，人们之间容易发生口角、争执，甚至肢体冲突。

明白了这些季节因素对于情绪的影响，我们就可以对自己的情绪做出合理的疏导和调节。

如黄昏或夜晚的时候，察觉到自己情绪的低落，我们去听听那些温馨的怀旧歌曲，翻翻以前幸福的老照片，读一读过去喜欢的文字，或者和某个旧日的好友聊一通电话，叙叙旧，让自己的心里充满温馨美好的回忆。

在秋冬季节，当感觉自己开始无端地伤感，你可以尝试增加一些体育锻炼，这会促进我们大脑神经系统内的多巴胺的分泌，帮助我们增强快乐的感觉。或者适当吃一些高热量的甜食，如巧克力、蛋糕、糖果等，充足的糖分会带给大脑丰富的营养，同时也带来愉悦的感觉。

在夏季的时候，保持作息规律，饮食清淡，多喝水，减少食用辛辣刺激类的食物，都会对我们的情绪稳定有帮助。可以常常反观自己，如果有无端的烦躁或愤怒，还可以尝试通过运动、冥想、绘画、写作等方式来疏解。

第四阶段：

自我疗愈

催眠和冥想，助你缓解焦虑、告别失眠

在前一阶段“自我成长”当中，我们从身心关系、自我关系、人际关系3个主体脉络出发，辐射12个细致的分支关系维度，仔细探讨了心理焦虑的自我调适和改善，帮助你从认知层面到行为层面实现了模式的优化，同时也促进了人格的自我成长与完善。接下来，在本阶段“自我疗愈”当中，我们将为大家重点介绍治疗失眠的最有效的疗法之一——催眠与冥想。

1. 关于催眠和冥想

精神分析学之父弗洛伊德认为，人类对自己的了解，就好像漂浮在大海上的冰山，我们可以察觉到的，只是露出海平面的一小部分，弗洛伊德把它叫作意识。然而，隐藏在海平面之下，还有着巨大的山体，我们无法察觉它的存在，而它却无时无刻不在控制和影响着我们，这个隐秘的庞然大物，就是弗洛伊德所说的潜意识。

潜意识是我们整个意识结构的幕后主宰者。人类一切的行为、想法和感受统统受到它的影响和掌控。它最

庞大，最隐秘，也最深沉。其间，充满了我们所不自知的紧张和冲突。正是这些来自潜意识深处的能量冲突，引发了人类精神上和身体上的种种症状和异常。只有潜意识的不安得到抚慰，潜意识的能量得以修复，人们才能从心理困扰的枷锁中挣脱出来，重获身心自由与健康。

失眠，其实就是潜意识里能量冲突的最典型表现。

那么，怎样才能与潜意识做沟通，疏解其中的紧张与不安呢？催眠和冥想，便是人类几千年来与潜意识沟通的最古老、最有效的方式。

在催眠和冥想状态下，我们会跟随自己内心的引领，让身心都沉静下来，进入潜意识所建构的催眠和冥想场景，就像亲身走入美丽而神秘的梦境深处。在这里，远离现实的尘嚣，沉浸于另一番天地的美好，体会草长莺飞的繁盛、万物自由的喜悦，自己内心重归于自然的宁静与舒缓，让心灵得到滋养，潜意识的紧张得以调和，生命的能量得以修复。每一次催眠和冥想的深深放松之后，潜意识的能量都会得到平复。我们的内心会像饱尝甘露的花朵，绽放出无限美好的色彩和旺盛的生命力。

* 关于催眠

催眠是一项古老而又充满灵气的心理疗愈技术。在古代就有很多关于催眠的记载。由于科学知识欠缺，人们只能借助自身和自然的力量来治疗某些疾病，于是就有了僧侣或巫士等利用念咒、祈福、神秘仪式等方法治病，这是催眠治疗技术的起源，也是催眠的神学时代。

自18世纪以后，催眠作为一项心理治疗技术开始逐渐被世人关注。1846年，苏格兰著名外科医生布雷德（James Braid）开始用催眠来麻醉、镇痛。1895年，精神分析学之父弗洛伊德出版代表作《癔症研究》，当中详细记载了用催眠术治疗精神疾病的过程。近代以来，以美国耶鲁大学医学博士布莱恩·魏斯的《前世今生》为代表的催眠治疗类著作，详细记载了大量经由催眠治疗帮助患者恢复了身心健康的案例。

其实，催眠在我们的社会生活中，有着非常广泛的用途。例如：

——心理治疗：各种压力、焦虑、失眠、烦躁、抑郁、人际关系困扰等；

——促进疾病康复：帮助激活人体自身的免疫力，促进各类疾病更好康复；

——潜能开发：记忆力和专注力增强，提升工作效率、自信和个人魅力，提升创造力与灵感，情绪和压力管理，体重管理，消除不良习惯，等等；

——其他用途：刑事侦查（回忆案发现场），医疗（提升免疫力，促进疾病康复），教育（提升学习效率，优化教养方式），商业（催眠式销售）。

那么，什么是催眠呢？催眠是一种深度放松和高度专注的状态，它介于睡眠与清醒之间。在催眠状态下，个体的受暗示性提高，可更有效地吸取对自己有意义的暗示，而这些暗示所产生的效应可延续到醒来后的生活当中。

那么，催眠治疗的原理又是什么呢？简言之就是，在催眠状态下，被催眠者与潜意识得以实现沟通和联结，缓解潜意识里的紧张和焦虑，帮助身心都得到放松与舒展，达到身心修复的心理疗愈效果。用科学解释就是，进入催眠状态后，被催眠者在生理功能和心理感受上会发生积极的变化，脑内乙酰胆碱（分泌越多活动越浅缓）、多巴胺（分泌越多越振奋）、疲劳素等分泌改变，影响交感、副交感神经的平衡，从而提高人的身体器官的功能；同时，被催眠者对催眠暗示接受度提高，因而可达到改善情绪、调节压力、增强记忆、开发自身潜能、帮助身心和谐发展、帮助心身疾病痊愈的效果。

在接下来的内容里，我会教给大家做自我催眠的方法。

* 关于冥想

冥想与催眠类似，都是介于睡眠与清醒之间的深度放松和高度专注的状态。不同之处在于，催眠往往是经由催眠暗示语产生效果，而冥想则是我们跟随自己的潜意识来完成的身心疗愈，它通过自我放松和静默的观想来实现与潜意识的沟通，进而辅助达成身心的平和与统一。

现今，随着人们对健康生活模式的重视，冥想运动在世界范围内也广受追捧。在美国，已有超过2450家冥想室，“冥想”一词出现在美国亚马逊超过3万本书的标题里，与冥想有关的手机应用已经有1000多个。在2016年苹果iOS10系统的健康功能里，也加入了冥想训练的模块，与运动、营养、睡眠同级。美国《时代》杂志也曾两度用封面故事报道了冥想这股潮流，美国各地的学校、医院、律师事务所、政府机构、公司，甚至是监狱，都开设了静坐冥想班，帮助人们追求内心的平静。在中国，我们也可以感受到身边各种各样的冥想课程、手机应用软件、指导书籍等，如雨后春笋般层出不穷，生机无限。

我们都知道，焦虑和放松是一组相互拮抗的状态，一个人没有办法既焦虑又放松。所以当你放松了，你就不用焦虑了。催眠和冥想都是特别好的放松方式。只要你跟随引导，让自己的思想专注于催眠和冥想的情境之中，你的整个身心就会跟随引导而得到放松。因此，每天如果你做半个小时的催眠，你就可以有半个小时的时间不用焦虑。如果你做两个小时的催眠，你就有两个小时不用焦虑。那么，在这些不焦虑的时间里，你的整个身体机能，你的内脏系统、内分泌系统，都可以得到休息和自我康复。同样地，当身体放松了以后，也会帮助我们的心灵得到放松，我们原本的焦虑状态就能得到缓解，睡眠也就可以得到恢复。

2. 催眠和冥想的注意事项及练习方法

（1）哪些人不适合练习催眠和冥想？

* 精神分裂症患者或有精神分裂症家族遗传史者

* 理解与言语表达能力有障碍者

* 脑部受到严重创伤、损坏者

* 对催眠和冥想秉持不信任态度或偏见者

（2）哪些场景不适合进行催眠和冥想？

* 驾驶车辆时：心绪的放松会导致驾驶者注意力涣散，影响驾驶安全

* 工作时：注意力往往处于高度集中的状态，催眠和冥想难以发挥效果

* 吵闹或不安全的环境：会让人难以放松，影响催眠和冥想的体验

（3）本书内的催眠和冥想脚本如何使用？

以下本书中将要给出的13个催眠和冥想脚本，可以帮助你放下内心的烦恼、疏解身体的紧张，给你一片宁静的空间，让心灵得以舒展，身心得以在平静中自我疗愈。

催眠和冥想对于引导者的声音特质要求很高。只有舒适的声音，才能让你感觉到安全和放松。所以，最好的方式是用自己的声音做引导，熟悉的音质不会引起你心理上的排异。你可以自己轻声读出来，配以轻柔的背景音乐，录下来，在需要的时候放给自己听。当然了，也可以请一位你非常信任的同伴帮忙（他的声音需要是你所喜欢的），在耳边读给你听。读的时候不要着急，语气和节奏应轻柔而舒缓，让你有足够的时间对指示做出反应。

抱着正面、乐观、积极的心态，不用担心、害怕或猜疑。这些催眠和冥想引导语都是安全的、愉悦的、健康的，你可以尽情地享受身心的放松与疗愈。

开始之前，找一个安静且不受打扰的时段，在你舒服的床上躺下来，或者靠在柔软的沙发上，脱掉鞋子或松开鞋带，解开紧身衣物，摘下束缚你的项链、发卡、手表、眼镜等物品，让自己完全放松。确保周遭的光线和声音是让你舒服的，背景音乐的声音不要太大。还有，一定记得关闭手机铃声。把你的注意力完完全全集中在引导者的声音上，让脑海中所有的画面、感觉、声音、想法全都自由地流动，让自己沉浸在美妙的冥想画面中，仿佛身临其境一般，无论那些想象是否真实，你感觉好就可以了。

鉴于每个人的催眠敏感度不同，有的人可以感受到丰富的画面，而有的人却无法做到。建议你抱着轻松随意的心情练习，不必强求。如果你无法想象出那些美丽的画面，不用担心，只要尽可能地去感受放松和内心的平静，当催眠和冥想结束时，你仍可以得到疗愈，感受到身心愉悦的舒适。

绝大多数人会在此催眠或冥想的过程中获得轻松愉悦的疗愈体验。但万一你感受到与引导语所描述的情境不相符（或相反）的情绪，如伤心或紧张，也许你该向心理咨询师或心理科医生寻求帮助，以解决更深层次的问题。

随着练习的增加，你对催眠的敏感度也会随之提高，你在催眠和冥想状态下感受到的细节会更加生动和丰富，将带给你更加美好的体验，与之一致，身心疗愈的效果也会不断得到提升。

（4）哪些情况可能会影响催眠和冥想效果？

*** 重度焦虑：**

当焦虑情绪过于严重，我们会进入一种坐立不安的焦躁状态，即使最轻柔的音乐听起来也会刺耳，同样，催眠和冥想引导也会让你觉得烦躁。这个时候，催眠和冥想已经难让你放松下来，建议你寻求专业的心理咨询，或者重新从本书的第一个阶段开始学习和自我梳理，以帮助缓解内心的焦虑，之后再配合催眠和冥想进行进一步的自我调节。

*** 配合意愿过强：**

有时候，过强的配合意愿也会导致你的紧张。如果强迫自己去跟随每一句引领，不允许自己走神，要求自己每一句都认认真真地听，那样的话，你不但无法放松，反而会更加紧绷。不要去“要求”自己放松，而要去“允许”自己放松。用顺其自然的状态，跟随身体和内心的感受，不必刻意和强求，如此才能得到舒适的疗愈体验。

好了，以上就是我们在催眠之前需要了解的内容。接下来，让我们一起进入美妙的催眠冥想世界。在本阶段的后续内容中，我会与大家分享 13 个专业治疗级别的催眠冥想脚本，用于焦虑的缓解、失眠的治疗以及身心的放松与疗愈。你可以根据自己的实际需要和喜好进行选择和自由搭配。

建议你在接下来的每一天，都坚持完成一次催眠或冥想的练习，如此持续 28 天以上，把自我催眠和冥想变成你的一个心灵保养习惯。

备注：本书中所有的催眠冥想内容都可以在以下这张专辑中找到，如果需要的话，您可以扫描下方二维码，下载喜马拉雅 App，即可直接收听我为您录制好的催眠冥想音频。

长按识别二维码收听
喜马拉雅

身心放松冥想：呼吸调节 + 渐进式放松

均匀的呼吸和身体的放松是实现良好睡眠的第一步。

很多时候，我们的身体由于承受过多压力和焦虑而全身肌肉紧张，连睡觉的时候都牙关紧咬、呼吸不畅，因此，入睡和深睡变得十分困难。焦虑和放松是一组相互拮抗的状态，一个人没有办法既焦虑又放松。所以，当你放松了，你就可以不用焦虑和紧张了。

呼吸调节和身体放松的冥想可以帮助我们放松全身的肌肉，清空头脑的杂念，将注意力从外界的烦恼中抽离出来，指向自己的内心；让躯体的感觉带领头脑，让意识回归身体，实现身体和心灵的和谐统一。

“身心放松冥想”

建议练习方式：静心冥想（坐姿、卧姿皆可）

建议练习场景：安静的清晨、午后或睡前

建议冥想时长：15~20 分钟 / 次

功效：思绪平静、缓解焦虑和压力、帮助身体内分泌系统保持平衡、舒缓助眠冥想：

请你用舒服的姿势坐下来或者躺下来，把你的注意力集中于自己的内在。去感受这房间温暖的光线，你轻柔的呼吸声，还有此刻你身体放松的姿态，一切的一切都让你感觉到放松和舒服。

请你想象你全身的肌肉开始放松。现在深呼吸……然后吐气……再深呼吸一次……再吐气……从现在开始，每一次的吸气，请你想象，你吸入的都是最滋养的纯净的氧气。每一次的呼气，都帮你把身体里的浑浊和毒素排出体外。就在这一呼一吸之间，你全身的肌肉都放松了。每一次的呼吸都让你更舒服，更放松……

现在放松你的头顶，你的头皮，你的每一根头发……放松你脸上所有的肌肉……你的额头，你的眉毛，你的眼睛，都在完完全全地放松了。还有你的脸颊，你的鼻子，你的嘴巴，你嘴巴附近的肌肉，你的下巴……都在完完全全地放松了。去感受这种舒服的感觉，去感受我说的放松……

现在放松你的脖子，脖子前面和后面的肌肉，让这放松的感觉延伸到你的肩膀……每一寸肌肤，每一块肌肉，每一根纤维都在完完全全地放松了……你的两个手臂：上臂，手肘关节，下臂，都在完全地放松了……你的手腕，你的手心，手背，每一个手指，都在放松……

非常地舒服……每一根纤维，每一块肌肉，每一根神经，每一块骨骼都在……放松了……

去感觉自己深沉而平稳的呼吸。空气中最滋养的氧气经由你的鼻端，进入你的肺部，再经由你的血液输送到身体的各个器官，把最新鲜的活力、最滋养的养分送到你身体的每一个部分。去感受这一切……你的肺部干净而健康，你的心脏那样平稳有力地跳动着，还有你的胃部，你的肠道，以及你所有的内脏器官都在完完全全地放松了，去感受它们的健康和安宁……你胸部的肌肉，腹部的肌肉，腰部的肌肉和整个背部的肌肉也在完完全全地放松了……去感觉这一切，每一块肌肉，每一根纤维，每一寸肌肤，每一个细胞……都在完全地放松……

……去感受这一刻，你内心的平静，……非常非常的舒适……

……让那放松的感觉延伸到你的腿部：你的大腿，你的膝盖，你的小腿，你的脚踝、脚背、脚掌、每一个脚趾，都在完完全全地放松了……非常舒服，非常放松……你开始进入更深、更放松的冥想状态，让这种放松的感觉来到你身体的每一个部分……完全地放松了……

非常舒服，非常放松……让你身体的放松的感觉引领你的内心，这一刻，你就和自己在一起……完完全全地放松了……

去感受这种放松，去感受这一刻，你就和自己在一起，去感受你内心的平静和淡淡的喜悦……那样的放松，那样的舒展，彻底地放松了……

给自己足够的时间去享受此刻的平静与安宁，直到你感觉得到了足够的滋养，你就可以慢慢地睁开眼睛，慢慢清醒过来。或者，直接进入更加舒适与安宁的睡眠状态之中。

焦虑缓解与睡眠修复："心灵秘境系列催眠"

有时候，当我们被现实的困境重重包围，得不到片刻喘息又无法逃离，想出去旅行又没有时间，想拥有正常的生活作息，但条件又不允许，常常会感觉身心俱疲。

有时候，当我们生活在疾病的阴影下，每天睁开眼睛，就看到关于病情的报道，一出门，就被人关心病情，似乎整个生活都成了疾病的领地，常常会有一种被兜头淹没的感觉。

有时候，当我们不得不面对自己不喜欢的场景，比如，去医院做某种治疗，乘坐自己不喜欢的交通工具，或者待在自己不舒服的场所，我们都会有一种想要逃离的冲动。

这样的时刻，我们就可以用催眠和冥想的方式，为自己隔离伤害，带来一次轻松舒展的"心灵旅行"。在催眠和冥想的世界里，我们可以自由转换场景，去到自己喜欢的地方，可以是辽阔的草原、浩瀚的大海，可以是美丽的花园、圣洁的雪山，任何你所喜欢的地方，只要你可以在脑海中想象出它的样子，你就可以在催眠和冥想的世界里体验到置身其间的美妙感受。

本书中的“心灵秘境系列催眠”脚本，重点针对“焦虑缓解与睡眠修复”这一主题，旨在通过每天临睡前的自我催眠，帮助你实现美好睡眠的修复。

“心灵秘境系列催眠”

建议练习方式：自我催眠（你可以自己轻声读出来，配以轻柔的背景音乐，录下来，回放给自己听；也可以请一位你非常信任的同伴帮忙，他的声音需要是你喜欢的，请他在耳边轻柔缓慢地读给你听。）

建议练习场景：睡前

建议催眠引导时长：20~30 分钟 / 次（你可能在引导还未结束时就睡着了，这种情况很正常。记得设定自动关闭催眠录音，或者请你的“催眠师”在你睡着后停止引导即可。）

功效：摆脱现实困扰、隔离伤害、舒缓焦虑和压力、改善情绪、愉悦身心、睡前助眠、改善睡眠质量。

心灵秘境系列催眠（一）：梦中的阿尔卑斯山

请你用舒服的姿势躺下来，把你的注意力集中在我的声音上，去感受这房间温暖的光线、轻柔的音乐声，还有此刻你躺着的这张舒服的床。一切的一切都让你感觉到放松和舒服。

慢慢尝试放松你的身体，用你舒服的方式去呼吸。感觉每一次的呼吸，都让你那样地放松，那样地舒适，你每一次吸气，吸入的都是空气中最纯净最滋养的氧气，而每一次的呼气都帮你排除体内所有的浑浊和毒素。就在这一呼一吸之间，你整个人都在放松了，非常地放松，非常非常地舒服。

等一下我要请你发挥你最大的想象，在你的脑海中看到这样一幅画面：这是美丽的阿尔卑斯山脚下，高耸而壮阔的山脉，在你的视线范围内一望无际地展开，延伸向远方。清晨的薄雾，缥缥缈缈，笼罩着山脚下的村庄。初升的太阳，把金色的光线洒在一望无际的草场上。羊群在草场上悠然地吃着草，远远望去，好像碧绿的绒毯上点缀着一块又一块的棉花糖。你在山脚下的车站，等待过路的小火车，享受着这一刻的安静与悠闲。等一下，你将会乘坐小火车穿越整个山脉，完成一次美丽的旅行。

等一下我会从 1 数到 20，当我数到 20 的时候，你就会坐上这辆美丽的观光火车，拥有一段最美丽的欧洲观光旅行。

1……去感觉这一刻你内心的安静与放松，你已经很久没有享受过这样悠闲和宁静的时光，就像山脚下那些快乐地吃着青草的牛羊一样，自由自在，无拘无束……

2……在这美丽的山间，伴随着薄薄的晨雾和清凉的微风，你的头发被露水微微地湿润，你闭上眼睛，抬起脸庞，让初升的阳光安静地洒在你的脸上，就好像时光暂停在此刻一样……

3……去感觉这一刻你内心的平静和淡淡的喜悦……

4……整个人都在放松了……远离生活的尘嚣，仰望着壮阔蜿蜒的山脉，有一种天高地阔的感觉。山脚下大片大片盛放着不知名的野花。美丽的蝴蝶在花丛中翩翩飞舞，那样地自由，无拘无束……

5……非常舒服，非常放松……

6……就在这一个美丽的山间的小小火车站。站台上有几株高大的樱花树，开满了整树整树粉白色的樱花。每当微风吹过，花瓣就纷纷扬扬地飘落下来，落在你的身上和脸上，清香四溢。当你感受到它们，你整个人都在放松了……

7……非常放松，非常舒服……

8……去感受这一切……

9……在美丽的阿尔卑斯山脚下，这个美丽的小小火车站……时光仿佛停止了一样，你感觉到前所未有的放松和舒服……

10……完完全全地放松了……

11……更深，更放松……

12……你看见远处的山脉，那终年积雪的顶峰，在阳光下闪烁着银白色的耀眼光芒，就像是绽放在半空之中的雪莲花，那样的圣洁美丽……

13……当你看到它们，你整个人都放松了……

14……完完全全地放松了……

15……16……更深……更放松……

17……远远的，你看见观光火车，向你的方向开过来了。那火车的样子正是你所喜欢的。它穿越群山的怀抱，缓缓地向你驶来。火车头发出快乐的鸣笛声。当你听到它，你整个人都放松了……

18……这是一辆特别美丽的观光火车，一切都是你所喜欢的样子……非常舒服，非常放松……

19……火车离你越来越近，越来越近了，你可以清晰地看到它……

20……现在火车已经来到你的面前，停了下来，在你面前打开车门。

你愉快地登上火车。车厢里的旅客们都对你微笑点头，他们的样子都是你所喜欢的，你也对他们微笑，然后走到自己的座位上坐下。你知道，这是一次特别美好的旅行。

你看见几位银发苍苍却精神矍铄的老人，他们穿着旧式的列车员制服，面带微笑，拿着各种乐器，有大提琴、小提琴、手风琴、长笛，还有萨克斯，他们在车厢里演奏着欢快的乐曲。让你的心情也跟着欢快起来。车厢里的旅客都笑意融融，有的还跟着哼唱，甚至跳起了欢快的舞蹈。你看着他们，内心充满了幸福和喜悦的感觉。

你把视线朝窗外看去。小火车在群山的怀抱中穿行。美丽的阿尔卑斯山脉就像一幅色彩生动的油画，树叶的颜色五彩斑斓。有红色的，黄色的，绿色的，有的树木还开满了紫色的花朵，叫不出名字。在微风的吹拂下，树叶和花朵轻轻摇摆，整个山脉就像有着生命一样，快乐地舒展开来。近处的山坡上点缀着一座又一座美丽的小木屋，屋外还有开满鲜花的院落，好像传说中精灵族的住所。远远望去，火车就像穿行在美丽的童话世界里，那样的快乐和自由。当你看到这一切，整个人都在放松了，非常舒服，非常放松。

你的整个身体都靠在火车柔软而舒适的座椅上，清晨的阳光，透过车窗玻璃温柔地洒在你的身上，你觉得自己就像阳光下一株快乐的植物，无忧无虑地自由舒展着，充满了旺盛的生命力，非常放松，非常舒服。

远处有美丽的湖泊映入你的眼帘。在阳光的照射下，碧蓝的湖水波光粼粼，像是深海里跃出水面的鱼群，那样地生动。当你看到它，你整个人都放松了。湖面上漂游着美丽的白天鹅，它们细长的脖子弯成优雅的弧度，发出一阵阵快乐的鸣叫声。当你听到它们的鸣叫，你整个人都放松了，那样的舒适，那样的放松。这种放松让你觉得微微的困倦，却非常舒服。这种困倦的感觉越来越强烈，却感觉越来越舒服。靠在火车舒适的座椅上，透过车窗，美丽的阿尔卑斯山脉像一位温柔的爱人，无限美丽的风景，轻轻地拥抱着你。

你是那样的舒服，那样的困倦，那样的安全……你轻轻地闭上眼睛，感觉火车带着你那样舒服地摇晃着，就好像小小的婴儿躺在舒适的摇篮里。非常舒服，非常安全。你就要睡着了，在这美丽的旅途中，舒服地睡着。睡在群山温暖的怀抱里，睡在美丽的大自然当中。去感受这一切，感受此刻的放松，还有你内心的平静和淡淡的喜悦。

完完全全地放松了……非常非常的舒服……你就要睡着了……非常非常的舒服……记住这一刻，记住这种感觉……

从现在开始，每当你在床上躺下来，准备睡觉的时候，你就会想起这种舒服的感觉，你会美美地睡上一觉，让身体得到充分的休息。当你醒来的时候，你会头脑清醒，心情愉悦，浑身充满了活力。

带着这种轻松舒服的感觉美美地睡上一觉吧……当你醒来的时候，你就会觉得头脑清醒，心情愉悦，浑身充满了活力。

心灵秘境系列催眠（二）：梦中的海上远航

请你轻轻地闭上你的眼睛，去感受这周遭的一切：房间温暖的光线，轻柔的音乐声，还有此刻你躺着的这张柔软的床。一切的一切都让你感觉到放松和舒服。把你的注意力完完全全地集中在我的声音上，跟随我，去感受你内心的平静与安宁。

让自己完完全全地放松，用最舒服的方式去呼吸……去想象每一次的吸气，你吸入的都是最纯净最滋养的氧气。而每一次的呼气，都帮助你把身体里的浑浊和毒素排出体外。在这一呼一吸之间，你整个人都放松了，非常非常地舒服，非常非常地放松……

你的头顶，你的头皮，你的每一根头发都在放松了……还有你的脸部……你的额头、眉毛，你的眼睛、鼻子，你的嘴还有下巴，都在……放松了……非常非常地舒服……去感受这种感觉，去感受我说的放松。

你的脖子也开始放松了，脖子前面和后面的肌肉，非常放松，非常舒服……让这放松的感觉延伸到你的肩膀……每一寸肌肤，每一块肌肉，每一根纤维都在完完全全地放松了……你的两个手臂：上臂，手肘关节，下臂，都在完完全全地放松了……你的手腕，你的手心，手背，每一个手指，都在放松……非常舒服……每一根纤维，每一块肌肉，每一根神经，每一块骨骼都在……放松了……

感觉自己深沉而平稳的呼吸。空气中最滋养的氧气经由你的鼻端，进入你的肺部，再经由你的血液输送到身体的各个器官，把最新鲜的活力、最滋养的养分送到你身体的每一个部分。去感受这一切……你的肺部干净而健康，你的心脏平稳有力地跳动，你的胃部，你的肝脏，你的肠道，你所有的内脏器官都在完完全全地放松了，去感受它们的健康和安宁……你胸部的肌肉，腹部的肌肉，腰部的肌肉和背部的肌肉也在完完全全地放松了……每一块肌肉，每一根纤维，每一寸肌肤，每一个细胞……都在完完全全地放松……

……去感受这一刻你内心的平静……非常非常的舒适……

让那放松的感觉延伸到你的腿部：你的大腿，你的膝盖，你的小腿，你的脚踝、脚背、脚掌、每一个脚趾，都在完完全全地放松了……非常舒服，非常轻松……你开始进入更深、更放松的催眠状态之中，去感受这一切……完完全全地放松了……

这种轻松的感觉，就好像你轻轻地漫步在黄昏的海岸线上。夕阳的余晖温暖地洒在海面上，泛起大片粼粼的波光，像快乐的鱼群自由地跳跃嬉戏。离你不远的地方是一个港口，美丽的豪华游轮拉响汽笛声，更显得大海是那样安静和悠远。等一下你将乘坐着这艘美丽的豪华游轮完成一次愉快的海上旅行。你是安全的，我就在这轻轻地保护着你。

等一下我会从5数到1，当我数到1的时候，你就会来到这艘美丽的游轮上。

5……4……3……2……1，现在，你已经登上这艘美丽的豪华游轮，一切都是你所喜欢的样子。

这艘豪华的游轮船体非常大，非常安全，像一座高级的六星级酒店。你来到宽大的甲板上。有安全护栏围绕着甲板的四周，上边还缠绕着彩灯，还有一些救生用品镶嵌在船体的各个部分，像绝妙的装饰，那样质朴，整个船体坚固而安全，像童话中美丽的城堡。你是安全的，我就在这轻轻地保护着你。

你在宽阔的甲板上轻轻漫步着，轻轻地走到护栏边上，扶着栏杆，眺望一望无际的大海。不知何时，游轮已经在大海上航行了起来。随着海浪的摇曳，游轮轻轻地起伏着，当你感觉到这种起伏，你整个人都在放松了。非常非常地放松，非常非常地舒服……

黄昏的大海，映衬着夕阳下的晚霞，整个天空霞光万丈，一切都是你所喜欢的样子。有大群的海鸥跟随着游轮快乐地飞翔，发出自由的鸣叫声，当你听见它们，你整个人都在放松了。去感受这一切，感受你内心的平静和淡淡的喜悦。这一刻，你就和自己、和这美丽的大自然在一起。

在你前方的大海上，忽然游来一群美丽的蓝色海豚。它们发出阵阵快乐的鸣叫声，似乎在和游轮带起的水花嬉戏。它们成群地跃起，高高地跃出海面，在半空中划出优美弧度，又重新落入水中，就像技巧娴熟的跳水运动员，将优美的曲线展露无遗。当你看到它们，你整个人都在放松了，那样地轻松，那样地自由，那样地舒服……去感受这一切，在这美丽的游轮之上，你内心的平静和淡淡的喜悦，非常舒服，非常放松。

你来到甲板上一张干净的躺椅面前，轻轻地躺了下来。这张躺椅正是你所喜欢的，非常地舒适和放松。感受温柔的海风轻轻吹过你的脸颊、托起你的头发，带来大海清新的味道，非常舒服。傍晚的天空，晚霞满天，大朵大朵的云彩仿佛镶上了金色的光芒，好像是天上延绵起伏的金色山脉，当你看到它们，你整个人都在放松了，非常非常的放松，非常非常的舒服……完完全全地放松了……你感觉到舒适和疲倦，非常舒服，你想要睡着了，这样舒适而放松地睡着……

睡吧，就在这美丽的海面上、安全的游轮里，舒适地睡着，你是安全的，我就在这轻轻地保护着你。你会舒适地一觉睡到天亮。当你醒来的时候，你会觉得头脑清晰，思路清楚，浑身充满了活力。

……你就要睡着了……非常非常的舒服……记住这一刻，记住这种感觉……

从现在开始，每当你在床上躺下来，准备睡觉的时候，你就会想起这种舒服的感觉，你会美美地睡上一觉，让身体得到充分的休息。当你醒来的时候，你会头脑清醒，心情愉悦，浑身充满了活力。

带着这种轻松舒服的感觉美美地睡上一觉吧……当你醒来的时候，你就会觉得头脑清醒，心情愉悦，浑身充满了活力。

心灵秘境系列催眠（三）：梦中的疗愈星球

请你轻轻地闭上眼睛，把注意力集中在我的声音上，我会引领和守护着你，完成接下来的催眠疗愈。

慢慢尝试放松你的身体，用你舒服的方式去呼吸，感觉每一次的呼吸，都让你那样放松，那样舒适。你每一次吸气，吸入的都是空气中最纯净最滋养的氧气，而每一次的呼气都帮你排除体内所有的浑浊和毒素。就在这一呼一吸之间，你整个人都放松了，非常放松，非常非常的舒服。

请你专注地看着你前方的墙壁，想象墙壁后面有一片美丽的景象……想象你能够看穿这个墙壁，看到这幅景象：这是一片浩瀚的星辰大海。数以万计璀璨的星星镶嵌在蔚蓝的天幕当中，像散落在夜空中的钻石。而你，正乘坐着高科技的太空飞船漂浮在茫茫的星海之中，感受着这美丽而壮阔的景象。你是安全的，我就在这轻轻地保护着你。请发挥你最大的想象，在你的脑海中看到，美丽的银河系就在你面前一望无际地展开。去感受这一切，日月星辰都在你的视线范围内，或远或近，散发出不同颜色的光泽，美得那样神秘，让人移不开眼睛。

等一下，我会从 1 数到 20，当我数到 20 的时候，你就会来到这幅美丽的画面之中，在这美丽的太空里，漂浮在茫茫的星辰大海之间，得到整个身心的修复与疗愈。

1……去感受这一切，你是安全的，我就在这轻轻地保护着你……

2……3……在这美丽的太空之中，轻轻漂浮着，看着或远或近的星球，它们安静地悬浮在茫茫的宇宙之中，那样地美丽和神秘，有蓝色的、橙色的、红色的、紫色的、白色的，它们忽明忽暗，旁边还有着流光溢彩的梦幻般的星云，当你看到它们，你会感到更加的放松、更加的舒适……

4……5……6……完完全全地放松了……

7……8……就在这里轻轻地漂浮着，在星辰大海的怀抱里，像一个小小的婴儿，那样舒适和安全地被保护着，更平静……更安宁……

9……去感觉这一切……

10……11……更深……更深……

12……更放松……

13……完完全全地放松了……

14…… 去 感 受 这 一 刻 你 内 心 的 平 静 和 淡 淡 的喜悦……

15……16……17………轻轻地漂浮着，非常非常的舒服……

18……更深……更放松……

19……每一块肌肉，每一寸皮肤，每一个细胞……完完全全地放松了……

20……现在，你已经进入了深深的催眠状态之中，那样的舒适、平静和放松。

你的眼前映入一幅特别的美丽的景象，这是一片美丽的琥珀色星云。彩色的光影不断流转和幻化，细碎的星辰像星星点点的钻石，闪烁着幽幽的光泽，镶嵌在浩瀚的宇宙里。你所乘坐的飞行器带着你，慢慢地来到了这琥珀色星云的中心。你们停留在一团透明的好像紫水晶一样的光影中间。

你知道，这团紫水晶一样的光影是个极其独特的地方。它是一个充满疗愈能量的神奇星球。你乘坐着飞行器，穿越这个星球的大气层，来到它的表面。

你发现，这个星球全部由蔚蓝的海洋组成，没有陆地，而这些海洋，都是富含疗愈能量的水，它们可以修复人体所有的细胞损伤，让细胞恢复到最健康、最完美的状态。你所乘坐的飞行器慢慢地着陆到海洋表面，就像一艘坚固的小船，完美地保护着你。你是安全的，我就在这轻轻地保护着你。

你走到飞行器的内部船舱里，在那里有一个美丽的游泳池。池中已经注满了这个星球上的疗愈水。你是安全的，你的飞行器非常坚固和强大，可以完美地保护你的安全，而我，也会一直在这里轻轻地保护着你。

你脱掉衣服，走入美丽的泳池中，全身都浸泡在这充满疗愈能量的水里。你开始感受到细胞被疗愈的强大力量。是的，你正在变得越来越年轻。你已经越来越强烈地感受到这种神奇的力量。

你的身体开始渐渐充满活力和新生的感觉，大脑的神经细胞正在变得年轻和活跃，思想变得更加灵活，思路更敏捷，记忆更加敏锐和清晰。你的身体也在发生明显的变化：你的皮肤变得细腻、白皙、充满弹性和健康的光泽，你的头发生长得更加茂盛，指甲生长得更加坚韧，你的肌肉变得饱满和有力，身体的曲线变得健康而完美，骨骼结实而强壮。你体内的多余脂肪，正在被机体分解和代谢掉。你的内脏系统正变得更加年轻：你的心脏跳动得健康有力，你的肺部变成了健康的粉红色，充满活力；你的肝脏充满健康的血液，那样地红润和光泽饱满。你的新陈代谢速效率显著提升，血液在血管里轻快舒畅地流动，饱含养分，滋养着身体里每一个脏器。你好像回到了你曾经最青春美好的日子，眼睛明亮，皮肤光洁，体态轻盈，活力充沛。整个身体的状态越发年轻，精力饱满。

你就浸泡在这充满疗愈能量的神奇水里，去感受这一切。感受你身体所发生的神奇改变，时间如潮水在你身上退却，留下宛若新生的痕迹。去感受这一切的美好，感受你真真切切地回到了自己最青春美丽的年纪。去感受此刻，你内心的喜悦和幸福。我就在这里轻轻地保护着你。

就在这片美丽的疗愈水中，完完全全地放松了……非常舒服，非常放松……你……就快要睡着了……那样的舒服，那样的安心……你已经睡着了……睡吧，安心地放松地睡着……你非常安全，你的飞行器非常坚固和强大，可以完美地保护你的安全，而我，也会一直在这里轻轻地保护着你。

请你，在你的内心记住这个地方，记住这种放松和疗愈的感受。从现在开始，每当你在床上躺下来，准备睡觉的时候，你就会想起这种感觉，你会美美地睡上一觉，让身体得到充分的休息。当你拥有了充足的睡眠，而自然清醒过来的时候，你会头脑清晰，思路清楚，心情愉悦，浑身充满了活力。

带着这种轻松舒服的感觉美美地睡上一觉吧……当你醒来的时候，你会觉得头脑清晰，思路清楚，浑身充满了活力。

心灵秘境系列催眠（四）：梦中的秘密花园

请你轻轻地闭上你的眼睛，去感受这周遭的一切：房间温暖的光线，轻柔的音乐声，还有此刻你躺着的这张柔软的床。一切的一切都让你感觉到放松和舒服。把你的注意力完完全全地集中在我的声音上，跟随我去感受你内心的平静与安宁。

让自己完完全全地放松，用最舒服的方式去呼吸……去想象每一次的吸气，你吸入的都是最纯净、最滋养的氧气。而每一次的呼气，都帮助你把身体里的浑浊和毒素排出体外。在这一呼一吸之间，你整个人都放松了，非常非常的舒服，非常非常的放松……

你的头顶，你的头皮，你的每一根头发都在放松了……还有你的脸部……你的额头、眉毛，你的眼睛、鼻子，你的嘴，还有下巴，都在……放松了……非常非常的舒服……去感受这种感觉，去感受我说的放松。

你的脖子也开始放松了，脖子前面和后面的肌肉，非常放松，非常舒服……让这放松的感觉延伸到你的肩膀……每一寸肌肤，每一块肌肉，每一根纤维都在完完全全地放松了……你的两个手臂：上臂，手肘关节，下臂，都在完完全全地放松了……你的手腕，你的手心、手背、每一个手指，都在放松……非常舒服……每一根纤维，每一块肌肉，每一根神经，每一块骨骼都放松了……

感觉自己深沉而平稳的呼吸。空气中最滋养的氧气经由你的鼻端，进入你的肺部，再经由你的血液输送到身体的各个器官，把最新鲜的活力、最滋养的养分送到你身体的每一个部分。去感受这一切……你的肺部干净而健康，你的心脏平稳而有力地跳动，你的胃部，你的肝脏，你的肠道，你所有的内脏器官都在完完全全地放松了，去感受它们的健康和安宁……你胸部的肌肉，腹部的肌肉，腰部的肌肉和背部的肌肉也在完完全全地放松了……每一块肌肉，每一根纤维，每一寸肌肤，每一个细胞……都在完完全全地放松……

……去感受这一刻你内心的平静……非常非常的舒适……

……让那放松的感觉延伸到你的腿部：你的大腿，你的膝盖，你的小腿，你的脚踝、脚背、脚掌、每一个脚趾，都在完完全全地放松了……非常舒服，非常轻松……你开始进入更深、更放松的催眠状态之中，去感受这一切……完完全全地放松了……

这种放松的感觉，就像是你轻轻地漫步在美丽的秘密花园。这是一座非常独特的花园，它坐落于你内心最温暖安全的角落，它只属于你一个人，在这里，你可以得到整个身心的放松和疗愈。在这座花园中轻轻漫步着。花朵大片大片地开放着，都是你喜欢的样子。山坡上开满了紫色的薰衣草，微风吹过的时候，就像一片紫色的海洋，微微泛起波浪。当你看到它们，你整个人都在放松了……非常放松……非常舒服……

有一条清澈透明的小溪，缓缓流过花园，那水流就像水晶一般纯净。你走过去，伸出手，让那美丽的溪水滑过你的掌心，有一种微微清凉的感觉，非常地舒服，非常地放松。在你的手旁边，还有一只特别小的小鱼，非常地可爱，它调皮地游进你的手心，在你的手指尖穿行嬉戏。如果你愿意，你可以用手指轻轻地抚摸它，它快乐地围绕着你，好像在对你微笑一般。当你看到它，你整个人都在放松了……

你站起来，走上溪边的小桥，向对岸走过去。木制的小桥，古朴而精致，正是你所喜欢的样子。穿过小桥，你看到对岸的溪畔是一片美丽的枫树林。红色的枫叶像美丽的精灵，迎着清晨的微风，快乐地扑扇着翅膀。其间，还夹杂着几株美丽的银杏树，整树整树金黄的树叶。随着红色枫叶轻轻摇曳，树下绿草茵茵，在清晨的阳光下，折射出露水星星点点的光泽，美得好像仙境一般。当你感受到这一切，你整个人都放松了。

就在这美丽的林间轻轻地漫步着。清晨的雾气好像薄薄的轻纱，笼罩在这梦一般的仙境之中。有鸟儿在林间扑扇着翅膀，发出快乐的鸣叫。当你听见它们，你整个人都在放松了……非常放松……非常舒服……

慢慢地向前走去，你听见有美妙的歌声，若有若无地萦绕在林间，好像天使在歌唱。你知道，这是你内心的守护天使，她在用歌声守护你、陪伴你。去倾听她，去感受此刻的美好，感受你内心的宁静和淡淡的喜悦。在这一片只属于你的心灵花园里，轻轻地漫步着，你是安全的，我就在这轻轻地保护着你。

等一下，请你向前方看去，在你前方不远的地方，美丽的枫树林中间，你看见一架美丽的秋千。那秋千的样子正是你所喜欢的。看上去非常舒服，非常安全。此刻，你在花园中散步也正好累了，正好坐上秋千，轻轻地摇荡着，得到舒服的休息。

秋千非常宽敞，非常舒服，也非常安全。一切都是你所喜欢的样子。你可以坐着，也可以躺着，让自己非常放松，非常舒服。轻轻地荡着秋千，好像孩子一样，那样的快乐和放松。非常舒服，全身的肌肉都在放松了。就这样轻轻地荡漾着，在这片美丽的枫树林里，伴随着轻柔的歌声，清晨缥缈的雾气，就好像在梦境里一样。那样的放松……完完全全地放松了……那样的舒服……你就快要睡着了……非常非常的舒服……

……你就要睡着了……非常非常的舒服……记住这一刻，记住这种感觉……

从现在开始，每当你在床上躺下来，准备睡觉的时候，你就会想起这种舒服的感觉，你会美美地睡上一觉，让身体得到充分的休息。当你醒来的时候，你会头脑清醒，心情愉悦，浑身充满了活力。

带着这种轻松舒服的感觉美美地睡上一觉吧……当你醒来的时候，你就会觉得头脑清醒，心情愉悦，浑身充满了活力。

心灵秘境系列催眠（五）：梦中的蔚蓝湖泊

请你轻轻地闭上眼睛，把你的注意力集中在我的声音上，我会引领和守护着你，完成接下来的催眠疗愈。

慢慢尝试放松你的身体，用你舒服的方式去呼吸，感觉每一次的呼吸，都让你那样的放松，那样的舒适，你每一次吸气，吸入的都是空气中最纯净、最滋养的氧气，而每一次的呼气都帮你排除体内所有的浑浊和毒素。就在这一呼一吸之间，你整个人都在放松了，非常放松，非常舒服。

请你专注地看着你前方的墙壁，想象墙壁后面有一片美丽的景象……想象你能够看穿这个墙壁，看到这幅景象：这是一片美丽的瑞士湖泊，坐落在群山的环抱之间。碧蓝的湖水好像晶莹剔透的果冻，闪烁着深邃诱人的光泽。湖畔是高耸的延绵起伏的群山。山顶终年积雪，闪烁着耀眼的银白色，融化的冰雪形成一股清澈的溪流，从山顶流淌下来，流进清澈的湖泊里。湖泊的水清澈见底，可以看见美丽的银白色的鱼群，在其间快乐地游来游去。发挥你最大的想象力，在脑海中看到这幅景象。

等一下，我会从 1 数到 20，当我数到 20 的时候，你就会来到这幅美丽的画面之中，在这美丽的瑞士湖畔，去感受大自然的美好和疗愈，得到整个身心的修复与放松。

1……去感受这一切，你是安全的，我就在这轻轻地保护着你……

2……美丽的湖泊，像碧蓝的水晶，闪烁着幽幽的光泽。那纯净的水，似乎有着净化的力量，可以荡涤人心底的尘埃与疲惫。当你看到它，你整个人都在放松了……

3……去感觉这一切……那样的安静，那样的放松……

4……湖畔开满了美丽的野花，有红色的、黄色的、蓝色的、白色的、紫色的、绿色的……它们有的开得星星点点，有的开得大朵大朵，美丽的蝴蝶在花朵中快乐地翩翩起舞……非常舒服……非常放松……

5……6……整个人都在放松了……

7……初生的朝阳照在你身上，金色的光辉倒映在湖面上，散发出特别温柔的光芒，好像恋人的窃窃私语。湖面上有几只天鹅，优雅而缓慢地划出阵阵水波，偶尔发出几声鸣叫，当你听到它们，你的内心是那样的放松与宁静……

8……9……10……去感觉这一刻，去感觉你内心的平静和淡淡的喜悦。你就和自己在一起……

11……完完全全地放松了……

12……13……更深……更深……

14……湖畔的草场上，有几只奶牛在悠然地吃草，它们脖子上的铃铛发出叮叮当当的声音，还有，不知何处，传来了风笛的乐曲，应和着美丽的湖水，像大自然绝美的乐章……当你听到它们，你整个人都在放松了……

15……你的每一块肌肉，每一根纤维，每一块骨骼，每一个细胞，都在放松了……

16……17……18……更深，更放松……

19……去感受这一切……

20……现在，你已经完完全全地来到了这个美丽的画面里，进入到了深深的、放松的催眠状态之中。

你就在这美丽的湖畔轻轻地漫步着。周围有几座北欧风格的小木屋，有着精巧的开满鲜花的院落，还有高高的烟囱和门前开满鲜花的树木。微风吹来的时候，带来满树的清香，花瓣随风纷扬洒落到很远，好像细碎的雪花。不远的地方，还有高高的钟楼，在整点的时候会传来敲响的钟声，悠悠扬扬地传到很远的地方。当你听到这钟声，你整个人都在放松了。

有一只调皮的小松鼠，蹦蹦跳跳地来到你附近，好奇地探头探脑。你刚要走近，它赶紧捡起一个浆果，蹦蹦跳跳地跑走了，那蓬松的大尾巴好像一个降落伞，特别可爱。草丛里还有几只小野兔在玩耍，它们一点也不怕人，围着你身侧追逐嬉戏。它们跑起来就像一团一团的棉花在草地里打滚，非常有趣。当你看到它们，你整个人都在放松了，非常舒服，非常放松……

就在这美丽的湖畔轻轻漫步着，越走你就越轻松，越走你就越放松。轻柔的微风带来湖水清新的味道，微微湿润着你的皮肤，是那样地舒服，那样地放松。蔚蓝的湖水波光粼粼，好像是头顶蔚蓝的天空融化了一块在里边。天边，还挂着若隐若现的彩虹。

你在湖畔找到一块干净平整的岩石，在这里放松地坐了下来，欣赏这美丽的湖光山色。岩石被清晨的阳光照耀得暖暖的，坐下来的时候很舒服。视野范围内，蓝天白云，群山湖水，还有白色的水鸟成群掠过水面，自由地飞翔。你感觉到前所未有的放松，就好像自己也是这湖光山色间的一朵野花、一株小草，在大自然的怀抱中，那样自由、无拘无束。

你轻轻地闭上眼睛，去感觉微风拂过皮肤，湖水温柔地起伏，去感觉阳光照在身上的温度，万物和谐地浅唱低吟，你感觉到前所未有的放松和舒适，非常舒服，非常放松。去感觉这一切。

就在这大自然的怀抱里，你的身体也得到了深深的滋养和疗愈。去感觉你的心脏在胸腔里健康有力地跳动着，你的肺部也得到了净化，变成了健康的粉红色，充满活力。你的肝脏充满了健康的血液，那样的红润和光泽饱满。你的新陈代谢效率显著提升，血液在血管里轻快舒畅地流动，饱含养分，滋养着身体里每一个脏器。你的眼睛更加明亮，皮肤光洁剔透，体态轻盈，整个人精神饱满，充满着活力。

请在内心记住这个地方，这个美丽的蔚蓝色的湖泊。从今以后，任何情境下，当你想要再次经历这种放松与疗愈感觉，你就可以再一次地回到这里，再一次地感受到这美好的一切。

此刻，你是那样的放松……完完全全地放松了……那样舒服……你就快要睡着了……非常非常的舒服……

……你就要睡着了……非常非常的舒服……记住这一刻，记住这种感觉……

从现在开始，每当你在床上躺下来，准备睡觉的时候，你就会想起这种舒服的感觉，你会美美地睡上一觉，让身体得到充分的休息。当你醒来的时候，你会头脑清醒，心情愉悦，浑身充满了活力。

带着这种轻松舒服的感觉美美地睡上一觉吧……当你醒来的时候，你就会觉得头脑清醒，心情愉悦，浑身充满了活力。

心灵秘境系列催眠（六）：梦中的桃花山谷

请你轻轻地闭上你的眼睛，把注意力集中在我的声音上，等一下，我要请你发挥你最大的想象力，在你的脑海中去看看这样一幅美丽的画面。

那是一片特别美丽的山谷，当你望过去，你会看见满眼的翠绿。

草木葱郁的山坡，清晨的阳光轻轻照射下来，就照在山坡的顶端，看上去让人心旷神怡。发挥你最大的想象力去感受它。

在那山间自上而下有一条明亮的瀑布，在阳光下闪耀着璀璨的光芒。瀑布的水流并不大，它蜿蜿蜒蜒地、温柔地从山顶缓缓流到山脚，汇成一条美丽的小溪。你可以看见瀑布溅起的微弱的水花，在阳光下，像是闪耀的钻石。你可以听见泉水轻轻流动的声音，还有山间鸟儿的鸣叫，还有风吹树叶发出的沙沙的声音，听起来非常舒服，整个山谷显得更加安静。

我要请你发挥你最大的想象力，去感觉你来到了这里，这样一片美丽的山谷。等一下我会从 1 数到 20，当我数到 20 的时候，你就会进入深深的催眠状态当中，感受到深深的放松和舒适。

在这个清晨的美丽山谷，微风轻轻拂过你的面颊，带来草木清新的味道。空气中弥漫着淡淡的花草的芬芳。此刻，你就站在一片毛茸茸的草地上。嫩绿的青草沾着清晨的露珠，在阳光下闪耀着温柔的光泽。

1……有零星的野花盛开在这片嫩绿的草毯上，各种颜色的：有红色的，黄色的，蓝色的，绿色的，紫色的，它们就在你的脚边快乐地盛开着。有的开得星星点点，有的开得大朵大朵，当你看到这些野花，你整个人都完完全全地放松了……

2……去感受这一切。感受这片安静的森林，弥漫着清晨淡淡的雾气，有一种朦胧的让人心情舒畅的魅力。我就在这轻轻地保护着你，去感觉此刻你内心的平静。那样安全，那样充满着淡淡的喜悦……

3……偶尔有鸟儿拍动翅膀，在树梢间飞来飞去，你听见它们欢快的鸣叫声，整个人都完完全全地放松了。在这片美丽的森林中轻轻漫步着，感觉清晨的阳光轻轻地倾泻下来，透过树叶的缝隙，留下斑驳的碎影。你脚下的林间小路像被铺上了一层柔软的黄金……

4……慢慢地走过去，越走你就越轻松，越走你就越放松……

5……你的脚掌踩着厚厚的树叶，那样松软，偶尔发出咯吱的声音。当你听到这声音，你整个人都完完全全地放松了……

6……感觉这一切，感受这阳光，这温暖的感觉……

7……偶尔有几只小松鼠从你的脚边快速闪现，又快速消失。当你看到它们，你整个人都在放松了，去感觉此刻，你内心的平静和淡淡的喜悦……

8……空气中传来阵阵的草木芬芳，还有甜美的花香……

9……你抬眼向前方望去，原来，这片树林的尽头有一大片粉红色的桃花林。微风吹起粉红色的花瓣，漫天飞舞，像是随风纷飞的雪花。当你看到它们，你整个人都在放松了……

10……11……12……去感觉此刻你内心的平静和淡淡的喜悦……

13……向着桃花林的方向轻轻地走过去，越走你就越轻松，越走越放松……

14……那片桃花林在你的眼前越来越清晰，离你越来越近，越来越近……

15……16……你满眼都是一望无际的粉红色的桃花……

17……18……你离桃花林越来越近、越来越近，非常近，非常近……

19……20……现在你已经走进了这一片一望无际的美丽的桃花林之中，去感觉此刻，你的心中充满了喜悦和安宁。

就在这片一望无际的粉红色的桃花林中，柔软的花瓣随着微风不断飘洒下来，像一片片粉红色的雪花，轻轻随风飞舞。当你看到它们，你整个人都完完全全地放松了。柔软的花瓣轻轻地在你的面前飘摇，落在你的脸颊上、你的肩膀上，落满你的全身。尽情地被这美好的感觉轻轻包围，你的整个身心都得到了深深的疗愈和滋养。

去感觉这一切，感觉每一个花朵、每一片花瓣、每一滴晶莹的露珠，以及那微风拂面的柔软。在这一片美丽的桃花林中，你就和这美丽的大自然轻轻地交融在一起，那样的放松，那样的舒服。你的内心充满了平静和幸福，就好像家人的笑脸围绕在你身边，所有美好的幸福的记忆，都浮现在你的脑海当中。

此刻，你是那样的放松……完完全全地放松了……那样的舒服……你就快要睡着了……非常非常的舒服……

……你就要睡着了……非常非常的舒服……记住这一刻，记住这种感觉……

从现在开始，每当你在床上躺下来，准备睡觉的时候，你就会想起这种舒服的感觉，你会美美地睡上一觉，让身体得到充分的休息。当你醒来的时候，你会头脑清醒，心情愉悦，浑身充满了活力。

带着这种轻松舒服的感觉美美地睡上一觉吧……当你醒来的时候，你就会觉得头脑清醒，心情愉悦，浑身充满了活力。

心灵秘境系列催眠（七）：南极星空下的美梦

请你轻轻地闭上你的眼睛，去感受这周遭的一切：房间温暖的光线，轻柔的音乐声，还有此刻你躺着的这张柔软的床，一切的一切都让你感觉到放松和舒服。把你的注意力完完全全地集中在我的声音上，跟随着我去感受你内心的平静与安宁。

等一下，我要请你发挥你最大的想象力，在你的脑海中去看到这样一幅画面：这是一次奇妙的极地旅行。你有幸乘坐一搜巨大的勘探船来到了美丽的南极。这是一片白雪茫茫的纯净世界。天空的颜色是透彻的湛蓝，一望无际。你看见银白色高耸壮阔的冰川，在你面前延绵起伏。白色的海豚和鲸鱼，在浩瀚的一望无际的海面下自由地穿行。有白色的海鸥，在海面上成群地飞过，发出一阵阵快乐的叫声。当看到这幅画面，你整个人都在放松了。你穿着厚厚的防寒服，整个人温暖而舒适。你是安全的，我就在这轻轻地陪伴着你。

等一下，我会从 1 数到 20，当我数到 20 的时候，你就会来到这幅美丽的画面之中，在这银白色的纯净世界里，感受到深深的放松和舒缓，得到整个身心的修复与疗愈。

1……去感受这一切，你是安全的，我就在这保护着你……

2……3……在这美丽纯净的大地上，一切都是那样的安静与和谐，万物一片生机。你看见白色的小海豹们在冰面上晒着太阳、开心地玩耍，成群的企鹅摇摆着胖乎乎的身体跳入大海中嬉戏。当你看到它们，你整个人都放松了……非常舒服，非常放松……

4……5……6……完完全全放松了……

7……8……就在这里美丽洁白的大地上，空气是那样的清新，视野一望无际地辽阔，让你的内心也仿佛得到了净化，那样的平静……那样的安宁……

9……去感觉这一切……

10……11……更深……更深……

12……更放松……

13……完完全全地放松了……

14……去感受这一刻你内心的平静和淡淡的喜悦……

15……16……17……当你的双脚踏在这美丽的南极大地上，你感觉到脚下松软的积雪那样的深，那样的纯净，非常非常的舒服，你整个人都放松了……

18……更深……更放松……

19……每一块肌肉，每一寸皮肤，每一个细胞……完完全全地放松了……

20……现在，你已经进入了深深的催眠状态之中，那样的舒适、平静和放松。

你在松软的雪地里行走着。那样地舒适，那样地放松。你们到达了驻扎的营地。简洁而结实的小屋里，暖气十足，舒适而温暖，一切都是你所喜欢的样子。几只可爱的雪橇犬在营地外边开心地玩耍。你走进屋内，感觉到非常舒适和放松。一切都是你所喜欢的样子。

白天很快过去，南极美丽的夜晚降临了。你在小屋内点亮了橙黄色的灯，远远望过去，一派温馨。

美丽的夜空，深邃而纯净，像一块透明的深蓝色水晶。星星像璀璨的钻石，镶嵌在巨大的天幕里。你感觉到，自己和宇宙从未像现在这样真实地接近。好像你也是宇宙中一颗小小的星球，漂浮在茫茫天幕里，璀璨而安静。去感觉这一刻你内心的平静和淡淡的喜悦。

不知什么时候，南极的地平面上开始泛起大片的极光。它们像星星汇聚而成的潮水，又像人间烟花绚烂的新年之夜，把不可思议的彩色光芒，从茫茫的天河中迎接到洁白的大地上。你好像来到了光影绚烂的童话世界，伴随着美妙的旋律，感受着这梦幻般的流光溢彩。

你躺在温暖的营地里，裹着温暖的睡袋。透过透明的天窗，沐浴在美丽的极光里。好像漂浮在茫茫星辰大海中，那样的舒缓和放松，完完全全地放松了，那样的安全，像婴儿躺在妈妈温暖的子宫里，舒适地睡着。你已经睡着了。那样的安心，那样的舒适，那样的放松与温暖。沐浴着天地间最美丽缤纷的流光溢彩，就这样，安静地进入梦乡……非常非常的舒服……你已经睡着了……非常非常的舒服……记住这一刻，记住这种感觉……

从现在开始，每当你在床上躺下来，准备睡觉的时候，你就会想起这种舒服的感觉，你会美美地睡上一觉，让身体得到充分的休息。当你醒来的时候，你会头脑清醒，心情愉悦，浑身充满了活力。

带着这种轻松舒服的感觉美美地睡上一觉吧……当你醒来的时候，你就会觉得头脑清醒，心情愉悦，浑身充满了活力。

心灵秘境系列催眠（八）：梦中的山谷水域

请你轻轻地凝视着你面前的这一面墙，好像你可以看穿它，看到这样一幅画面：画面的中间有一大片水域，水域的四周有青山环绕，开满了各种美丽的野花。在水域的一侧，有高高的山崖，山崖的顶端，有几株枝叶茂盛的树木。一切都是你所喜欢的样子。偶尔有几只雄鹰划过天空，展翅飞翔。在蔚蓝的天空上，是那样自由的感觉。

请你轻轻地凝视着这幅画面，等一下我会从 20 数到 1，当我数到 1 的时候，你就会身临其境地进入这幅画面当中，进入深深的、放松的催眠状态。

20……那是一幅你所喜欢的画面。那一片透明的、清澈见底的水域，在阳光的照射下，波光粼粼，泛着微微蔚蓝的光泽……

19……每当微风拂过水面，会带起层层叠叠的涟漪，慢慢地荡漾开来。当你感觉到它们，你整个人都完完全全地放松了……

18……环绕着湖水四周的，抬眼望去，满眼都是郁郁葱葱的绿色。有嫩绿的青草、葱茏的树木，绿得层层叠叠，让人心旷神怡，去感受这一切……

17……在这美丽的山林之间，到处盛开着星星点点的野花。它们有的开得大朵大朵，有的开得星星点点，就这样铺洒在绿色的草地上，你可以闻到草木的芬芳和野花甜美的气息……

16……各种颜色的野花到处绽放，有红色的、白色的、黄色的、紫色的，还有蓝色的，它们在那里安静地盛开着，当你看到它们，你整个人都完完全全地放松了……

15……14……13……每当微风吹拂过来，山林间的树叶会大片大片地拂动，发出沙沙的声音，听在你的耳朵里，让你的内心那样宁静，那样安然……

12……去感受这一切。在水域的另一侧，高高的山崖上，有几株茂盛的树木，你不知道它们已经生长多久，远远望过去，依然绿意葱茏……

11……有一个鹰的巢穴，就在高高的山崖之上，你似乎可以看见一只矫健的雄鹰此刻就蹲在它的巢穴边上，在阳光的照耀下，你似乎可以感觉到它的双眼神采奕奕……

10……这只雄鹰张开翅膀向天空飞去，那样自由、那样矫健的身影。去感觉这一刻，在那雄鹰的身影下，天高地阔，那样自由、那样安详的感觉……

9……在这天地之间，在这绿意葱茏的山林之间，在这一片纯净的水域之上，去感受自己完完全全地放松了……

8……是那样熟悉的自由的感觉，去感受你内心的平静和淡淡的喜悦……

7……清晨的阳光，温暖地照射下来。此刻，你发现你已经来到了这片水域的旁边，赤裸的双脚踩在柔软的草地上。清晨的草地仍然微微地有一些湿润，却被阳光照耀得很温暖。当你的脚心接触到它们的时候，你整个人都完完全全地放松了……

6……更深……放松……有轻柔的微风吹拂过来，轻轻拂过你的脸颊，托起你的头发，滑过你的皮肤，带来微微的清凉、微微的潮湿，却非常舒服……

5……尽情呼吸这清新的空气。感受草木的芬芳，花香的甜美，带着微微的潮湿，经由你的鼻端进入你的身体，把所有天地间最美好的养分都带入你的体内……

4……去感受这一切。在美丽的水域边，在高高的山崖下，在群山的环抱之中……

3……去感觉这清晨的阳光，透过薄薄的云层，轻轻倾洒下来，你整个人都沐浴在金色的光线之中……

2……清晨的山谷，偶尔有鸟儿的鸣叫声，你听见它们拍打着翅膀穿梭在树枝之间。当你听到它们快乐的鸣叫声时，你整个人都完完全全地放松了……

1……现在你已经完完全全进入了这一幅美丽的画卷，进入到了深深的、放松的催眠状态之中。

去感受这一切。在清晨的阳光下，金色的光线之中，漫步在这一片安静的山林之间，感受与大自然的交融，感受此刻你内心的宁静和内心淡淡的喜悦。

清晨的阳光，洒下丝丝缕缕金色的光线，照耀在你的身上，照耀在那一片透明的水域上，照耀在这翠绿的山间。去感觉来自这金色阳光之中的让万物生长的力量。那是天地间滋养着生命的疗愈之光，充满着疗愈的能量。去感受来自于阳光的温暖，感受到生命和疗愈的光线此刻完完全全地照耀在你的身上。

这充满疗愈能量的光线此刻就照射着你的身体，而你的身体在其间竟然变得有些微微地透明。你可以感受到自己所有的内脏、骨骼、血液，在那金色阳光的包裹下，慢慢地吸取着能量，你身体的每一个部分，都沐浴在这充满了疗愈能量的温暖光线之中。

去感受这一切真实的发生，让这疗愈的感觉在你的体内缓缓流动。你的大脑也得到了深深的滋养，此刻它变得越来越灵敏，越来越充满活力。你的眼睛也在这温暖光线的照射下，变得更加放松、更加明亮，非常舒服。

去感受这疗愈真实的发生。这充满疗愈能量的光线，就像一个美丽的大泡泡，把你轻轻地包裹在其间。

你的心脏变得更加的健康，那样平稳而有力地跳动着。你的肺部也被那疗愈的光芒所滋养，带着微微的金色，你能感觉到它更加健康、充满活力，也变得更加的干净。你的胃部也放松了。你的肝脏，你的肠道，你身体的每一个器官，都缓慢地在安静中修复着自己。去感受它们，沐浴着这金色的疗愈之光，变得越来越健康，充满活力。

所有的细胞都在安静中悄然新生，不断更新着自己。去感受来自于你体内不断生长的旺盛的生命力。

这金色的疗愈光芒，它经由你的血液流转到你身上的每一个部分，修复着你身上每一个需要修复的地方。你的每一块骨骼，每一块肌肉，每一寸皮肤，每一个细胞，所有你需要修复的地方，都在这金色光线之下，慢慢得到修复和滋养。每一个细胞都在更新着自己。去聆听它们，就好像寂静中种子发芽的声音。你整个人变得前所未有地健康，充满了活力和生机。

去真实地感觉，这疗愈的能量充满你的身体，感觉自己那样的健康，充满着生命的活力。就在这一片美丽的水域边，在这绿意葱茏的群山之间，在这漫山遍野烂漫的鲜花丛中，去感受这一切，感受你内心的平静和淡淡的喜悦，你的身体是那样的健康。

在你的内心记住这个地方，以后每次当你需要的时候，你就可以再一次回到这里，去感受这一片美丽的水域，这群山的环抱，这金色的阳光，只要你需要，你就可以随时回到这里，再一次感受到这种幸福的、健康的、喜悦的感觉。

此刻，你是那样的放松……完完全全地放松了……那样的舒服……你就快要睡着了……非常非常的舒服……

……你就要睡着了……非常非常的舒服……记住这一刻，记住这种感觉……

从现在开始，每当你在床上躺下来，准备睡觉的时候，你就会想起这种舒服的感觉，你会美美地睡上一觉，让身体得到充分的休息。当你醒来的时候，你会头脑清醒，心情愉悦，浑身充满了活力。

带着这种轻松舒服的感觉美美地睡上一觉吧……当你醒来的时候，你就会觉得头脑清醒，心情愉悦，浑身充满了活力。

心灵秘境系列催眠（九）：大地母亲的疗愈

请你轻轻地闭上你的眼睛，去感受这周遭的一切。把你的注意力完完全全地集中在我的声音上，跟随我去感受你内心的平静与安宁，完完全全地放松了。

等一下，我要请你发挥你最大的想象力，去感觉自己来到一片特别美丽的海滩边。这是一片一望无际的银白色的沙滩，就好像刚刚下过一场无边无际的大雪，在你的视野尽头一望无际地铺展开来。蔚蓝的大海就在你的眼前，轻轻地舒展开。清晨的阳光迎面倾洒下来。大海一浪接着一浪，在阳光下闪耀着亮晶晶的光泽，不断向岸边扑打过来。去感受这一切。你赤裸的双脚就踩在柔软洁白的沙滩上，海水一浪接着一浪轻轻地拍打在你的脚边，非常舒服。你的脚心触碰着微微粗糙却柔软的沙粒，去感受这被清晨的阳光晒得温暖的沙粒，十分地舒服。 每一次潮水涌上来，停在离你脚边不远的地方，又迅速地退回大海。明亮的海水，好像一块透明的水晶，去感受这一切，发挥你最大的想象力，让这幅画面此刻就展现在你的面前。

等一下，我会从 1 数到 20。当我数到 20 的时候，你就会完完全全地进入这幅美丽的画卷之中，也进入深深的放松的催眠状态之中。你是安全的，我就在这轻轻地保护着你，去感受这一切，去感受你内心此刻淡淡的平静和喜悦。

1……漫步在这美丽的海滩边。湛蓝的天空中，有大片的白云飘过，好像大朵大朵柔软的棉花，轻轻地飘浮在天空中。当你看到它们，你整个人都完完全全地放松了。天空是那样的湛蓝，好像一块巨大的天蓝色幕布，让你的内心充满了祥和与平静。温暖的阳光，洒下丝丝缕缕的金色丝线，好像温柔的流水一般倾泻下来，洒在一望无际的海面上。蔚蓝的大海，在阳光下波光粼粼，一眼看过去，还可以看见几艘美丽的帆船在海面上静静漂浮着。是那样平静的感觉。当你看到它们，你整个人都完完全全地放松了……

2……去感受此刻天地之间那一份安宁与从容。阵阵扑面而来的海风，带着清新的大海的味道，微微有些潮湿的感觉，轻轻吹动你的头发……完完全全地放松了……

3……4……就在这里看天高云淡，看一望无际的大海，看洁白得好像刚刚下过一场大雪一样的沙滩。在你的脚边，还有着星星点点的贝壳，五彩缤纷的，在阳光下微微闪耀着美丽的光泽。当你看到它们，你整个人都完完全全地放松了……

5……更深……更放松……

6……在这美丽的沙滩上轻轻向前走去。越走你就越轻松，越走你就越放松……

7……你的脚心踩在柔软的沙粒上，微微有些粗糙却非常舒服，偶尔有几颗调皮的沙粒，轻轻地滑进你的脚趾间，让你感觉那样的舒服，那样的放松……

8……这种放松的感觉，经由你的脚掌缓缓传到你的小腿，传到你的全身，你的每一块肌肉、每一根纤维、每一寸皮肤、每一个细胞都在完完全全地放松了，去感觉这一切，空气中弥漫着大海的味道，是那样清新……

9……10……去感受这美丽的海边，感受这一刻，你的心与大自然轻轻地交融在一起，用一种最放松的、最自然的方式，与大自然轻轻地交融……

11……12……完完全全地放松了，你的腰、你的背、你的胸部都完完全全放松了……

13……越走你就越轻松，越走你就越放松……

14……温暖的阳光，轻轻洒遍你的全身。你看到在沙滩旁边有几株美丽的椰子树，在微风的吹拂下树叶沙沙作响，有几个大大的椰子挂在树上，在阳光下看起来非常可爱。当看到它们，你整个人都在完完全全地放松了……

15……去感觉此刻你内心的平静和淡淡的喜悦……

16……你的肩膀，你的两条手臂，你的手腕，你的手心、手背，你的手掌和每一根手指都在完完全全地放松了，去感觉此刻你内心的平静和淡淡的喜悦……

17……有几只海鸥从天空中拍打着翅膀飞过去。它们一会儿在海面上轻轻停留，又很快扑扇着翅膀飞向蔚蓝的天空。当你看到它们自由的身影，整个人都完完全全地放松了……

18……这蔚蓝的海面好像一块巨大的纯净的水晶，让你整个人都感觉那样的轻松，那样的舒服，完完全全地放松了。你的脖子、你的下颚、你的面颊、你的鼻子、你的眼睛、你的眉毛和你的额头都在放松了……

19……那轻柔的海风轻轻托起你的头发，那样的舒服，你的头顶、你的头皮、你的每一个毛孔都在完完全全地舒展、放松……

20……现在你已经完完全全地来到了这幅美丽的画面当中，整个人都放松了，去感觉这一切……

去感觉天地与自然的交融，支撑着你的柔软沙滩就在你的脚下，它们是那样的坚实，带给你坚定有力的支撑。去感觉那大地的能量，似乎正顺着你的脚心，源源不断地注入你的体内。那是来自大地母亲的能量，充满了疗愈和温暖的感觉。

此刻，这股能量正轻轻流入你的身体，跟随血液一起，循环到你身体的每一个部位。你的每一个细胞，都在这温暖的力量下，不断地疗愈着自己、修复着自己。去感觉这疗愈真实的发生，它就在你的体内，跟随你的血液，不断地疗愈着你的身体。

去倾听你身体的每一个细胞，不断更新着自己的声音，就好像静夜中种子发芽的声音。你身体的每一个部分，每一根纤维，每一个组织，每一个细胞都在完完全全地疗愈着自己，让你的身体越来越健康，让你越来越快乐和充满幸福的感觉。去感觉生命的能量此刻在你的身上不断地流动，去感觉疗愈真实的发生。就在你的体内，让你感觉到前所未有的健康和淡淡的喜悦。

去感受这一切，这幸福的感觉。在这美丽的海边，沐浴着温暖的阳光，感受那来自大地、来自万物的滋养的能量，在你的体内不断地汇聚，不断地凝结。你甚至可以感觉到，伴随你的血液有一种淡淡的金色的光泽，流经你身体的每一个部分，修复着你的健康，让你的身心更加明朗，更加愉悦！

在你的内心记住这个地方，以后每当你感觉到需要的时候，你就可以再一次回到这个地方，再一次感受到这种美丽的疗愈，感受到自己的健康、愉悦和充满生机的感觉。

此刻，你是那样的放松……完完全全地放松了……那样的舒服……你就快要睡着了……非常非常的舒服……

……你就要睡着了……非常非常的舒服……记住这一刻，记住这种感觉……

从现在开始，每当你在床上躺下来，准备睡觉的时候，你就会想起这种舒服的感觉，你会美美地睡上一觉，让身体得到充分的休息。当你醒来的时候，你会头脑清醒，心情愉悦，浑身充满了活力。

带着这种轻松舒服的感觉美美地睡上一觉吧……当你醒来的时候，你就会觉得头脑清醒，心情愉悦，浑身充满了活力。

心灵秘境系列催眠（十）：梦中的沙漠绿洲

请你轻轻地闭上你的眼睛，去感受这周遭的一切：房间温暖的光线，轻柔的音乐声，还有此刻你躺着的这张柔软的床，一切的一切都让你感觉到放松和舒服。把你的注意力完完全全地集中在我的声音上，跟随着我去感受你内心的平静与安宁。

等一下，我要请你发挥你最大的想象力。在你的脑海之中去看到这样一幅画面：这是一片沙漠中美丽的戈壁滩，有一种苍茫、悠远而静谧的美感。你乘坐一匹高大的骆驼漫步在其间，一路走着，驼铃发出叮叮咚咚的声音，像是欢快的乐曲，当你听到这些驼铃声，整个人都感到非常愉悦和放松。在你前方大约 500 米的位置，有一片美丽的绿洲，现在你即将抵达那里，在那里得到充分的放松和舒适的休息。

等一下，我会从 1 数到 20，当我数到 20 的时候，你就会来到这幅美丽的画面之中，在这片绿意葱茏的沙漠绿洲里，得到整个身心的修复与疗愈。

1……去感受这一切，你是安全的，我就在这保护着你……

2……3……你身后是一望无际的沙漠，像银白色的潮水，蜿蜒出沙丘柔和的曲线。清晨初升的太阳温暖橙黄，像一枚大大的橙子高高地挂在天空上。温度刚刚好，空气微微清凉和干燥，让你觉得非常舒服。迎面吹来的清晨的微风，带来绿洲中草木清新的味道，当你闻到它们，你整个人都在放松了……

4……5……6……完完全全放松了……

7……8……去感觉这一切，天空高远而湛蓝，像一块透明的水晶。有雄鹰从你头顶的天空飞过，发出阵阵鸣叫声，更加显得天地广袤和辽阔。当你看到它们自由地飞向远方，你的内心也感受到同样的快乐和自由，这一刻，你就和自己在一起，那样的平静……那样的安宁……

9……去感觉这一切……

10……11……更深……更深……

12……骆驼带着你，不断地接近这绿洲，越来越近，越来越近了……

13……你可以清晰地看到那美丽的绿洲，枝叶繁茂的植物，听到灌木丛中鸟儿的歌唱，还有潺潺流水的声音，一切都是那样的愉悦，那样的放松……完完全全地放松了……

14……去感受这一刻，你内心的平静和淡淡的喜悦……

15……16……17……越来越近，越来越近，越是接近绿洲，你就越觉得舒服和放松……

18……更深……更放松……

19……每一块肌肉，每一寸皮肤，每一个细胞……完完全全地放松了……

20……现在，你已经进入了深深的催眠状态之中，那样的舒适、平静和放松。

你已经来到了这片美丽的沙漠绿洲之中。你看见茁壮生长的高大的仙人掌，顶端开满了美丽的花朵，高大的胡杨树生长得茂密而葱茏。在你的面前，有一个美丽的湖泊，碧蓝透明的水流正源源不断地从岩石间涌出，流进湖泊里。湖泊的颜色非常美丽，像天空一样蓝，好像天空融化了一块在水里。你知道，这是一种独特的净化水，它从沙漠底部渗出，经过厚达几十米的砂石，层层过滤和净化，非常干净、透彻晶莹，经由数百年的岁月沉淀，里边富含着珍稀的矿物质，可以净化人的血液和脏器，将身体里多余的脂肪、毒素、重金属和生物垃圾统统净化掉。

你俯下身来，喝了一口湖中的水，水清凉而甘甜，在你的口腔中慢慢地蔓延开来，这种感觉非常舒服。你又喝了一口水，感觉神奇的疗愈开始在你体内发生。你的血液得到了净化，变得轻盈、干净、充满活力。你的血管变得通畅、柔软、富有弹性。你身体里多余的脂肪、毒素、重金属和生物垃圾都被分解成非常细小的分子，经由你身体的每一个毛孔排出体外，你感觉到浑身前所未有地健康和通畅。

去感觉这一切。感觉这种疗愈真实的发生。你的心脏在胸腔里有力地跳动着，你的肺部也得到了净化，变成了健康的粉红色，充满活力。你的肝脏充满健康的血液，那样的红润和光泽饱满。你的新陈代谢速率显著提升，血液在血管里轻快舒畅地流动，饱含养分，滋养着身体里每一个脏器。你的眼睛更加明亮，皮肤光洁剔透，体态轻盈，整个人精神饱满，充满着活力。

请在你的内心记住这个地方，这个美丽的沙漠绿洲，还有拥有着神奇净化能力的湖泊。从今以后，任何情境下，当你想要再次经历这种感觉，你就可以再一次回到这里，再一次经历这神奇的疗愈和净化。

……你就要睡着了……非常非常的舒服……记住这一刻，记住这种感觉……

从现在开始，每当你在床上躺下来，准备睡觉的时候，你就会想起这种舒服的感觉，你会美美地睡上一觉，让身体得到充分的休息。当你醒来的时候，你会头脑清醒，心情愉悦，浑身充满了活力。

带着这种轻松舒服的感觉美美地睡上一觉吧……当你醒来的时候，你就会觉得头脑清醒，心情愉悦，浑身充满了活力。

心灵秘境系列催眠（十一）：梦中的未来之城

请你轻轻地闭上你的眼睛，去感受这周遭的一切：房间温暖的光线，轻柔的音乐声，还有此刻你躺着的这张柔软的床。一切的一切都让你感觉到放松和舒服。把你的注意力完完全全地集中在我的声音上，跟随着我，去感受你内心的平静与安宁。

等一下，我要请你发挥你最大的想象力，在你的脑海之中去看到这样一幅画面：这是一次奇妙的时空旅行。你有幸穿过时光隧道，来到了人类未来的场景。这是一个奇妙的世界。路上的行人不多，空旷的街道显得整洁而安静。城市好像一个美丽的天然花园，到处绿意葱茏，美丽的花朵盛放在草丛中，喷泉伴随着音乐，轻轻喷洒和流淌。你听见鸟儿快乐地歌唱，蝴蝶在花丛中快乐地扇动着翅膀。当你看到这一切，你整个人都放松了。

等一下，我会从 1 数到 20，当我数到 20 的时候，你就会来到这幅美丽的未来画面之中，在这个神奇的世界里，借助未来科技的力量，得到整个身心的修复与疗愈。

1……去感受这一切，你是安全的，我就在这保护着你……

2……3……在这美丽未来世界里，一切都是如此地神奇，你看见自己身上的衣服贴身而轻薄，包裹着你优美的形体，它是恒温设计的，让你在所有的季节和所有的场景里都感到舒适和放松，并且随时监测你的健康，为肌肉和骨骼的运动提供保护。你的身体处于健康而均衡的状态。你在这未来的城市里轻轻漫步着，你身体的每一个动作，都让你感觉到放松而舒适，非常愉悦………

4……5……6……完完全全放松了……

7……8……就在这里轻轻地漫步着，感受这种轻松舒适。阳光柔和、花草芬芳，离你不远的地方，轻柔的音乐伴随着清澈透明的喷泉轻轻地流淌。那样的放松，那样的舒适，那样的安全，去感受这一刻，你就和自己在一起……

9……去感觉这一切……

10……11……更深……更深……

12……更放松……

13……完完全全地放松了……

14……去感受这一刻，你内心的平静和淡淡的喜悦……

15……16……17……在这里轻轻地漫步着，非常非常的舒服……

18……更深……更放松……

19……每一块肌肉，每一寸皮肤，每一个细胞……完完全全地放松了……

20……现在，你已经进入了深深的催眠状态之中，那样的舒适、平静和放松。

不知不觉，你走到一个恢宏华丽的宫殿门口。这是一座特别美丽壮观的宫殿，它的建筑风格和外部装饰，都正是你所喜欢的样子。宫殿的穹顶上，有规模宏大的美丽的壁画，那画面的内容，也正是你所喜欢的。

屋顶的正中，太阳光穿过半透明的琉璃屋顶折射下来，在地上投影出一个柔和的六芒星图案。在这颗六芒星的正中央，有一个贝壳形状的睡眠仓，那里就是你每天休息和补充能量的地方。

你轻轻进入睡眠仓，你是安全的，我就在这轻轻地保护着你。你感觉到，舱门轻轻关闭起来，你开始摆脱重力的束缚，整个人悬浮在空中，非常放松和舒适。像一个小小的婴儿，漂浮在妈妈的子宫里。你忽然意识到，这是一个人造子宫，在这里，你浑身的细胞都会得到能量的供给，好像重新回到妈妈的子宫里一样，得到生命的重塑和新生。

你可以听见好像流水一般安静和细微的声音，又像是新生的血液在血管里流动。你身上所有的细胞，都在安静中修复着自己，好像重新回到生命初始的状态。尤其是你大脑的神经细胞，它们进入了你出生前的旺盛生长状态，在这人造子宫里获取神经生长所需要的养料，不断合成优质的神经元。每一个神经元都在不断地自我修复和再生，生长出优质的神经突触，修复、优化和重建你的整个神经网络，让它变得更加的健康和强大，让你的神经反应速度更加灵敏和迅速，注意力更加集中，记忆力重新回到了你人生巅峰的状态，你可以轻松地记忆和回想起任何你需要的信息，去感受这种快乐的、自由的、强大的、恍若新生的感觉。你的大脑进入了一种新生的、超进化的状态，变得前所未有地强大、灵敏。你的思维更加敏捷，反应速度更加迅速，记忆力非凡地敏锐。

去感觉这一切，去感觉它真实的发生。让这疗愈的感觉真实地来到你的大脑，来到你的身上。

与此同时，你的身体也得到了深深的滋养。你的皮肤变得细腻、白皙、充满弹性和健康的光泽，你的肌肉变得饱满有力，身体的曲线变得健康而完美，骨骼结实而强壮。你的内脏系统正变得更加年轻：你的心脏跳动得健康有力；你的肺部变成了健康的粉红色，充满活力；你的肝脏充满健康的血液，那样地红润和光泽饱满。你的新陈代谢效率显著提升，血液在血管里轻快舒畅地流动，饱含养分，滋养着身体里每一个脏器。你好像回到了你曾经最青春美好的日子，眼睛明亮，皮肤光洁，体态轻盈，活力充沛。整个身体的状态越发年轻，精力饱满。

就在这个神奇的人造子宫里安静地漂浮着，去感受这一切，去感受此刻的放松与疗愈……你就要睡着了……非常非常的舒服……记住这一刻，记住这种感觉……

从现在开始，每当你在床上躺下来，准备睡觉的时候，你就会想起这种舒服的感觉，你会美美地睡上一觉，让身体得到充分的休息。当你醒来的时候，你会头脑清醒，心情愉悦，浑身充满了活力。

带着这种轻松舒服的感觉美美地睡上一觉吧……当你醒来的时候，你就会觉得头脑清醒，心情愉悦，浑身充满了活力。

内在沟通催眠：纾解压抑、焦虑和抑郁情绪

每一天，清晨醒来，你见到的第一个人就是自己。和自己吃饭，和自己散步，和自己上班，和自己娱乐，和自己聊天，和自己睡觉，和自己分享所有的喜悦和忧伤，和自己共度生命的每一次感动与彷徨。我们的一生，无时无刻不在与自己相处。从生到死，都和自己休戚与共、形影不离。

如果说，这世界上真正有一个人对你而言是最重要的、无可替代的，若失去他你就活不下去的，那毫无疑问，这个人就是你自己。虽然，你可能从未意识到自己究竟有多重要。

你可能从未意识到，你常常对别人宽容，却对自己苛求；你常常对别人照顾周全，却对自己疏于照顾；你常常羡慕别人优秀，却只看到自己的不足；你常常肯定别人的成绩与努力，却看不见自己的拼尽全力；你常常赞美别人的美丽，却不肯对自己多赞美一句。

你可能从未意识到，这些年来，你的内心一直在渴望被自己看见，被自己接纳，被自己关怀，被自己认可，

被自己包容，被自己呵护，被自己体谅……这些年来，你已亏欠自己太多太多。

是时候该跟自己握手言和了。找一个安静的时间，放下整个世界，远离喧嚣的尘世，沉浸在静默的冥想里，与自己倾心交谈。用心去聆听自己内心深处的声音，让自己的内心被看见、被爱、被接纳、被守护。

用这一刻，去成为最真实、最自由、最柔软的自己。

“内在沟通催眠”

建议练习方式：自我催眠（你可以自己轻声读出来，配以轻柔的背景音乐，录下来，回放给自己听；也可以请一位你非常信任的同伴帮忙，他的声音需要是你喜欢的，请他在耳边轻柔缓慢地读给你听。）

建议练习场景：安静的清晨、午后

建议练习时长：20~30 分钟 / 次

功效：自我探索，促进个人成长，自我疗愈，舒缓情绪，提升幸福感

请你轻轻地闭上眼睛，把你的注意力集中在我的声音上，我会引领和守护着你完成接下来的催眠疗愈。

慢慢地尝试放松你的身体，用你舒服的方式去呼吸，感觉每一次的呼吸，都让你那样的放松，那样的舒适，

你每一次吸气，吸入的都是空气中最纯净最滋养的氧气，而每一次的呼气都帮你排除体内所有的浑浊和毒素。就在这一呼一吸之间，你整个人都在放松了，非常放松，非常非常的舒服。

等一下我要请你发挥你最大的想象力，在你的脑海当中看到这样一幅画面：这是一个特别美丽的海滩。一望无际碧蓝的大海，在你面前展开，好像一块碧蓝色的水晶，在你的视野尽头与天空相接。银白色的沙滩，好像雪后初霁的原野，那样地细腻，那样地柔软，延绵向远方。你就在这里轻轻地漫步着，去感受人与自然的和谐与交融，大自然所带给我们的放松与疗愈。越走你就越轻松，越走你就越放松。等一下我会从 1 数到 20，当我数到 20 的时候，你就会身临其境地进入这个美丽的画面，进入深深的放松的催眠状态之中。

1……发挥你最大的想象力，去感受这一切。你是安全的，我就在这儿轻轻地保护着你……

2……3……慢慢地向前走去。清晨的阳光温暖地照耀下来，照在你的身上，非常舒服，非常放松，一切都是你所喜欢的样子……

4……5……6……非常放松，非常舒服，那湛蓝的海水，清澈透明，在阳光下闪烁着晶莹的光泽，随着浪花，一浪接一浪地拍到岸边，发出沙沙的声音，当你听到它们，你整个人都在放松了……

7……慢慢地向前走着。你赤裸的双脚踩在柔软的细沙上，沙滩经过海水天长日久的冲刷，像细碎的柔软的雪花，那样的洁白，那样的细腻，带着清晨阳光温暖的温度，让你的双脚觉得非常放松，非常舒服。海滩上有星星点点的、美丽的贝壳，在阳光下熠熠生辉，好像璀璨的宝石……

8……当你看到它们，你整个人都在放松了，非常舒服，非常放松……

9……去感受这一切。感受那轻柔的海风，带来微微的潮湿和大海清新的味道，拂过你的脸颊，托起你的头发，让你感觉那样的自由，那样的放松……

10……11……12……完完全全地放松了。非常舒服，非常自由。就在这一片美丽的海滩，天地间那样地安静，只有海浪冲刷岸边的声音，只有成群的海鸟结伴飞过天空的声音，只有你的脚踩在沙滩上的声音。你是安全的，我就在这轻轻地保护着你……

13……14……15……更深……更放松……非常舒服，非常放松……

16……这是一片只属于你自己的心灵的海滩，除了你以外，没有任何人可以来到这儿。在这里，你可以完完全全地放松自己，去呈现出自己内心真实的样子，你是自由的，也是安全的，我就在这轻轻地保护着你……

17……18……非常放松，非常舒服，一切都是你所喜欢的样子，就在这里轻轻地漫步着，越走你就越轻松，越走你就越放松……

19……你已经完完全全地放松了，你的每一块肌肉、每一块骨骼、每一根纤维、每一个细胞，都完完全全地放松了……

20……现在你已经身临其境地来到了这个美丽的画面当中，进入了深深的、放松的催眠状态当中。

你就在这里轻轻地漫步着，听着海浪轻轻拍打岸边的声音，柔软的细沙轻轻按摩着你赤裸的脚心，海风轻轻吹拂着你的头发，你看到天空那样的湛蓝，在遥远的地方和大海相接，有一种天高地阔的自由的感觉。这是一片你心灵深处的海滩，它只属于你一个人。在这里，你是那样的安全，那样的自由，被保护和被爱着。

你在沙滩上轻轻地漫步，走着走着，突然发现，在离你不远的地方，有一个特别可爱的小孩，他正光着脚丫坐在沙滩上玩耍。小孩的样子看起来天真和纯净，是你所喜欢的样子。

你走到小孩的身边，蹲下来，对他微笑。小孩也正好抬起头来看着你。这是一个特别美丽的小孩，当你看到他，你发现，原来他就是内心的你自己。你看着小孩肉鼓鼓的小脸蛋，大大的眼睛，眼神是那样的天真和湿润，好像融化了一抹天空的蔚蓝在里面。当你看到他，你的整颗心都快要融化了。

小孩伸出肉乎乎的小手，轻轻地抚摸着你的脸颊。他的眼睛是那样的纯净，好像可以看穿你所有的心事；他的眼神那样地忧伤，好像能读懂所有你心里的委屈。请你专注地看着他的眼睛，在你的内心向他默默地倾诉，去告诉他，这些年来生活的不易，你付出的努力和艰辛，所有你曾经被误解、被辜负、被忽略时的委屈和心酸，你所经历过的坎坷，你坚持过的梦想，你爱过的人，还有你告别过的地方……在你的内心去向他倾诉，把这些委屈一件一件地告诉他。

小孩就在这里安静地听着，用他忽闪着的大眼睛看着你。他的眼神那样的纯净和透明，似乎有着神奇的净化的力量，能够安抚你的情绪，化解你心里的委屈。当你向他倾诉完，会觉得心里那种沉重的感觉消失了，变得轻盈和舒缓，渐渐地放松和舒展下来，整颗心都变得安定和平静。

小孩用他亮晶晶的大眼睛看着你，对你微笑，用他的小手轻轻地抚摸着你的脸颊。当你看到他的微笑，你整个人都感觉到温暖和幸福。请你再一次的向他倾诉，去告诉他，这些年来你生活当中所经历过的那些温暖的人或事，那些带给你希望和勇气的支撑你的力量。告诉他这些年你所经历过的幸福，你所取得的成就，你的满足，你为自己所骄傲的时刻，你心怀感恩想要感激的人和事……在你心里，把这些温暖和幸福的时刻，与他一一分享。

你能感觉他甜美的笑容，就像清晨盛放的花朵，带着甜美的露珠，那样的纯净，充满了感染力。你能感觉到，他的心中充满了幸福的喜悦和点点滴滴的满足。你张开双臂，把这美丽的小孩紧紧地拥抱在怀里。小孩也用小手紧紧地拥抱你。你感觉到，小孩的身体变得越发轻盈和柔软，在你的怀里，渐渐变成一道美丽的光线，最终融入你的心脏里。让这种温暖的幸福的感觉，在你的心底深深地流淌，久久地萦绕在你的心间。

请你在你的内心记住这个美丽的心灵海滩，以及这个纯净的内心小孩，以后当你需要的时候，你就可以随时回到这里，在这个心灵海滩找到这个美丽的内心小孩，再一次感受到这种幸福与疗愈。

等一下，我会从 5 数到 1，当我数到 1 的时候，你就会带着轻松愉悦的心情从催眠状态中清醒过来。醒来以后，你会觉得头脑清晰，心情愉悦，浑身充满了健康与活力。

5……开始慢慢、慢慢地清醒过来……

4……下一次的催眠，你会进入更深、更放松的催眠状态，将会感受到更多更丰富的细节……

3……慢慢地，你将要清醒过来了……

2……尝试唤醒你的身体，试着轻轻活动一下你的双手和双脚……

1……带着轻松愉悦的心情，完完全全地清醒过来，醒来以后你会觉得头脑清晰，心情愉悦，浑身充满了健康与活力。

第五阶段：

艺术整合疗愈

情绪统整："画里新生"绘画治疗

经过前边四个阶段的学习和成长，相信你的生活、情绪以及整个生命状态都有了意义非凡的改变。这些都是你不懈努力的结果，你远比自己所以为的样子更加优秀和美好。当你真切地感受到这些，我由衷地为你感到欣慰和骄傲。接下来，在本书的最后，我要与你分享一项简单、实用且效果显著的自我心理疗愈方法——绘画治疗。

绘画治疗，是指绘画者通过自由创作、随手涂鸦或颜色填充等方式，将自己的潜意识投射出来，让潜意识中压抑的情绪情感和冲突得以呈现，并在绘画过程中得以疏解与满足，从而达到自我疗愈的效果。无论任何人，无须任何美术基础，都可以在这个自由创作和欣赏自己作品的过程中，得到压力的释放、焦虑的缓解、情绪的平复，以及心理需求的满足。

在接下来的内容里，我精选了几幅特殊的"半成品"画作，邀请你参与"二次创作"。

说这些画作特殊，是因为，可能在你第一眼看到它们的时候，未必会喜欢，或许你会看到一些自己不喜欢的东西。别担心，用你的直觉去感受它们，去问问自己，“我看到了什么？这可能是我内心什么情绪 / 感受 / 心理需求的投射？”完成这个察觉过程以后，接下来，让我们去通过“二次创作”改变它们。

所谓“二次创作”，指的是，你可以根据自己的喜好，在图画中添加上你所喜欢的元素和线条，对图画内任何内容做出改动，甚至可以从杂志上剪下你所喜欢的装饰，粘贴到图画中来，以此将图画的风格改变成你所喜欢的样子。我强烈建议你准备一盒绘图专用的 24 色彩色铅笔，为这些图案填上美丽的色彩。在这个创作和填色的过程中，去感受自己内心的平静与专注，体会心无杂念的沉浸感，体会每一根线条、每一道色彩所带给你的自由和愉悦。等到你完成这幅作品，你的内心便会充满了安宁与喜悦，整个身心都得到深深的滋养。

也许你会问我，为什么要给出“半成品”的图画让你二次创作，而不直接给出完整的图画，或直接让你原创呢？这是因为，“半成品”象征着我们人生本来的样子。没有人生来就拥有“成品”的一生，我们也从未有过原创资格。父母的一切——受教育水平、健康程度、经济条件、社会基础等，都是我们人生的背景图。我们每个人都是“半成品”，需要根据自己的家庭、生长环境和社会条件去进行“二次创作”，以此来完整自己的人生。而这个对图画进行二次创作的历程，正象征着我们对自己的生命进行创造和丰富的历程。

也许你还会问我，为什么挑选这样几幅独特的图画？为什么不选择那些一眼看上去全都令人很开心的画面呢？那是因为，生活的真相本就如此。我们不得不去面对一些苍白无力或我们不喜欢的现实，在现实面前，我们无法选择、无从逃避。很多时候，我们在看到它们的第一眼就败了，气馁了，放弃了，但你可曾想过，通过自己的努力，在此基础上进行创造和改变，就能把它们变成自己喜欢的样子？于是，我精心挑选了这几幅特殊的图画给你，就是想要告诉你，你也可以通过自己的智慧和双手，在此基础上进行创作和改变，可以一次又一次地调整、修改，甚至推翻重来，直到把它们变成你所喜欢的样子。这，才是你的世界真实的样子；这，才是你值得拥有的人生。

好了，下面就让我们开始吧。拿起画笔，去创造属于你的美好绚烂的世界。

"画里新生"（一）：束缚与挣脱

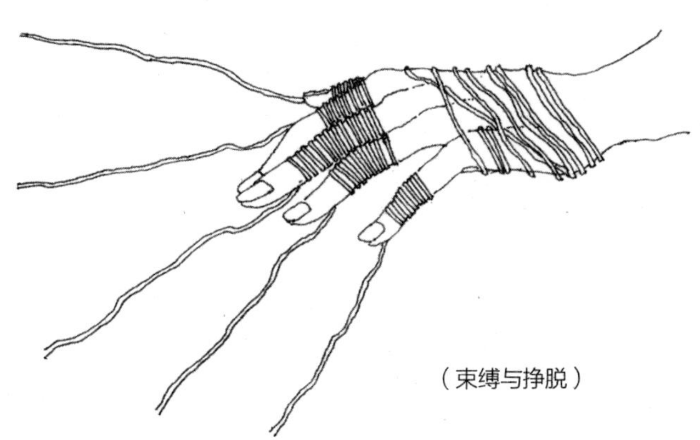

（束缚与挣脱）

1. 看到图画的第一眼，请你先进行自我察觉：

你看到了什么景象？

你猜，自己为什么会看到这些？

____

____

这可能投射出你内心深处怎样的情绪、情感和心理冲突？

____

____

你打算如何创作和修改这幅画作，把它变成什么样子？

____

____

2. 在“二次创作”的过程中，察觉自己的心路历程：

在哪些时候，你会觉得挫败、灰心丧气，或者想要放弃？你是怎样鼓励自己坚持下来的？

____

____

哪些时候，你觉得“灵光一闪”，突然找到了好的灵感，让自己兴奋喜悦？

____

____

除了自己绘画涂色以外，你又搜集了哪些装饰粘贴到画中来？这个搜集和寻找的过程中你有什么样的感受？当你找到了自己喜欢的装饰，又有什么样的感受？

____

____

3. 喜悦与分享：恭喜，现在你终于完成了这次了不起的创作。

首先，为这幅美丽的作品起个名字吧。

____

____

此刻，你内心的感受是怎样的？

____

____

画面中的哪些部分、哪些色彩让你觉得最喜欢、最愉悦？

____

____

请将这幅作品拍照下来，分享给两位以上的亲朋好友，与他们分享你的喜悦，并给予他们你美好的祝福。可以在下边把对他们的祝福写下来，再记录下他们给你的回复。

____

____

“画里新生”（二）：躲藏与发现

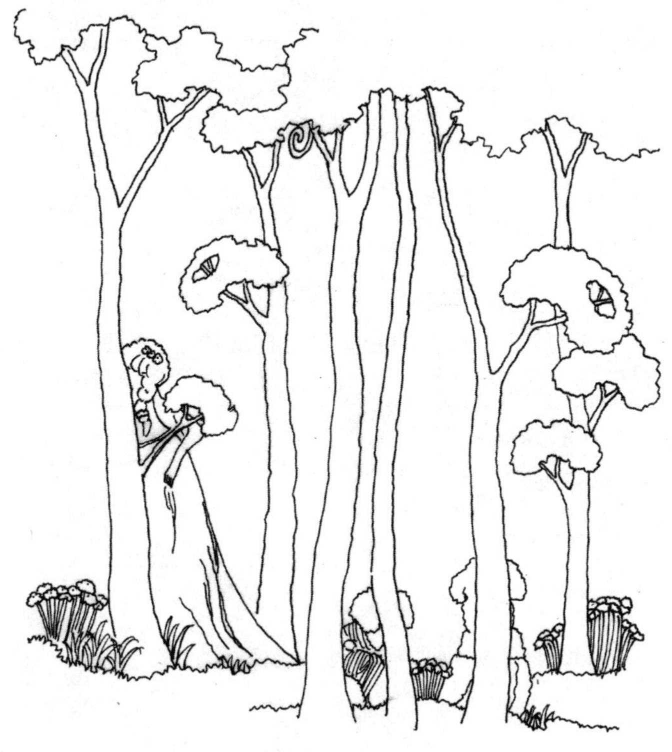

（躲藏与发现）

1. 看到图画的第一眼，请你先进行自我察觉：

你看到了什么景象？

____

____

你猜，自己为什么会看到这些？

____

____

这可能投射出你内心深处怎样的情绪、情感和心理冲突？

____

____

你打算如何创作和修改这幅画作，把它变成什么样子？

____

____

2. 在“二次创作”的过程中，察觉自己的心路历程：

哪些时候，你觉得挫折、灰心丧气，或者想要放弃？你是怎样鼓励自己坚持下来的？

____

____

哪些时候，你觉得“灵光一闪”，突然找到了好的灵感，让自己兴奋喜悦？

____

____

除了自己绘画涂色以外，你又搜集了哪些装饰粘贴到画中来？这个搜集和寻找的过程中你有什么样的感受？当你找到了自己喜欢的装饰，又有什么样的感受？

____

____

3. 喜悦与分享：恭喜，现在你终于完成了这次了不起的创作。

首先，为这幅美丽的作品起个名字吧。

___

___

此刻，你内心的感受是怎样的？

___

___

画面中的哪些部分、哪些色彩让你觉得最喜欢、最愉悦？

___

___

请将这幅作品拍照下来，分享给两位以上的亲朋好友，与他们分享你的喜悦，并给予他们你美好的祝福。可以在下边把对他们的祝福写下来，再记录下他们给你的回复。

“画里新生”（三）：无字里程碑

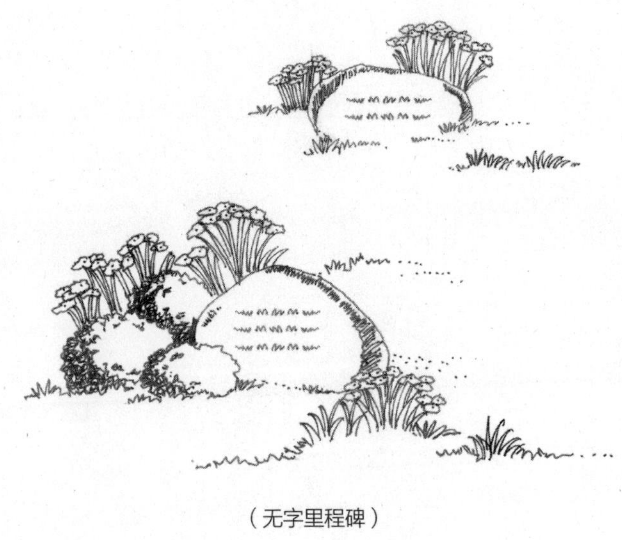

（无字里程碑）

1. 看到图画的第一眼，请你先进行自我察觉：

你看到了什么景象？

你猜，自己为什么会看到这些？

____

____

这可能投射出你内心深处怎样的情绪、情感和心理冲突？

____

____

你打算如何创作和修改这幅画作，把它变成什么样子？

____

____

2. 在“二次创作”的过程中，察觉自己的心路历程：

哪些时候，你觉得有挫败感，灰心丧气，或者想要放弃？你是怎样鼓励自己坚持下来的？

____

____

哪些时候，你觉得“灵光一闪”，突然找到了好的灵感，让自己兴奋喜悦？

____

____

除了自己绘画涂色以外，你又搜集了哪些装饰粘贴到画中来？这个搜集和寻找的过程中你有什么样的感受？当你找到了自己喜欢的装饰，又有什么样的感受？

____

____

3. 喜悦与分享：恭喜，现在你终于完成了这次了不起的创作。

首先，为这幅美丽的作品起个名字吧。

此刻，你内心的感受是怎样的？

画面中的哪些部分、哪些色彩让你觉得最喜欢、最愉悦？

请将这幅作品拍照下来，分享给两位以上的亲朋好友，与他们分享你的喜悦，并给予他们你美好的祝福。可以在下边把对他们的祝福写下来，再记录下他们给你的回复。

____

____

“画里新生”（四）：天使与恶魔

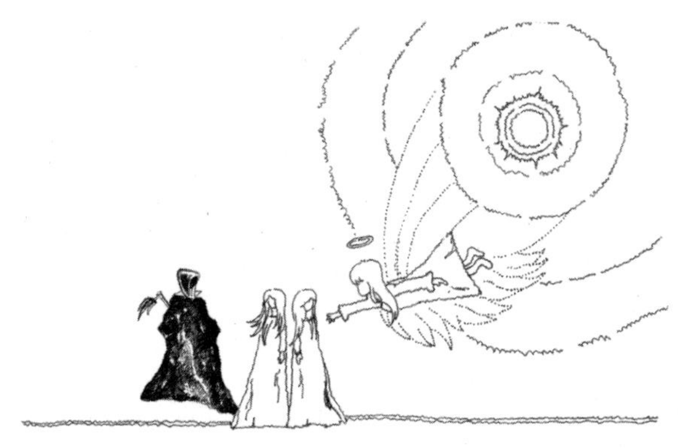

（天使与恶魔）

1. 看到图画的第一眼，请你先进行自我察觉：

你看到了什么景象？

你猜，自己为什么会看到这些？

____

____

这可能投射出你内心深处怎样的情绪、情感和心理冲突？

____

____

你打算如何创作和修改这幅画作，把它变成什么样子？

____

____

2. 在“二次创作”的过程中，察觉自己的心路历程：

哪些时候，你觉得挫败、灰心丧气，或者想要放弃？你是怎样鼓励自己坚持下来的？

____

____

哪些时候，你觉得“灵光一闪”，突然找到了好的灵感，让自己兴奋喜悦？

____

____

除了自己绘画涂色以外，你又搜集了哪些装饰粘贴到画中来？这个搜集和寻找的过程中你有什么样的感受？当你找到了自己喜欢的装饰，又有什么样的感受？

____

____

3. 喜悦与分享：恭喜，现在你终于完成了这次了不起的创作。

首先，为这幅美丽的作品起个名字吧。

____

____

此刻，你内心的感受是怎样的？

____

____

画面中的哪些部分、哪些色彩让你觉得最喜欢、最愉悦？

____

____

请将这幅作品拍照下来，分享给两位以上的亲朋好友，与他们分享你的喜悦，并给予他们你美好的祝福。可以在下边把对他们的祝福写下来，再记录下他们给你的回复。

____

____

“画里新生”（五）：再见，过往

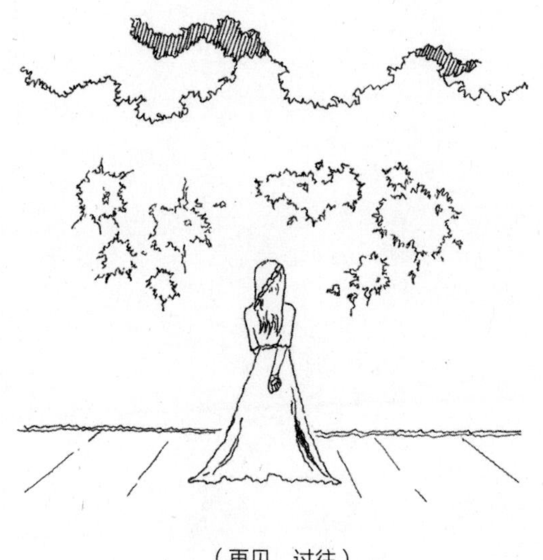

（再见，过往）

1. 看到图画的第一眼，请你先进行自我察觉：

你看到了什么景象？

你猜，自己为什么会看到这些？

____

____

这可能投射出你内心深处怎样的情绪、情感和心理冲突？

____

____

你打算如何创作和修改这幅画作，把它变成什么样子？

____

____

2. 在“二次创作”的过程中，察觉自己的心路历程：

哪些时候，你觉得挫败、灰心丧气，或者想要放弃？你是怎样鼓励自己坚持下来的？

哪些时候，你觉得“灵光一闪”，突然找到了好的灵感，让自己兴奋喜悦？

除了自己绘画涂色以外，你又搜集了哪些装饰粘贴到画中来？这个搜集和寻找的过程中你有什么样的感受？当你找到了自己喜欢的装饰，又有什么样的感受？

3. 喜悦与分享：恭喜，现在你终于完成了这次了不起的创作。

首先，为这幅美丽的作品起个名字吧。

____

____

此刻，你内心的感受是怎样的？

____

____

画面中的哪些部分、哪些色彩让你觉得最喜欢、最愉悦？

____

____

请将这幅作品拍照下来，分享给两位以上的亲朋好友，与他们分享你的喜悦，并给予他们你美好的祝福。可以在下边把对他们的祝福写下来，再记录下他们给你的回复。

____

____

“画里新生”（六）：成长与希望（组图）

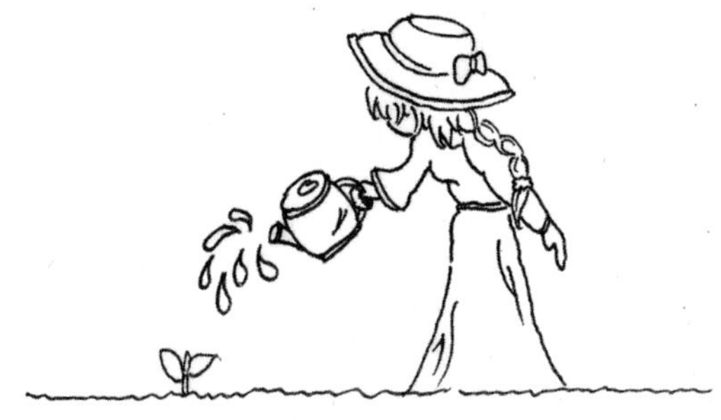

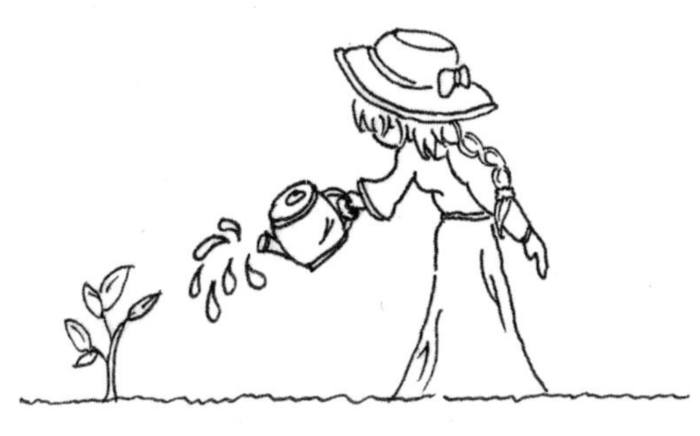

（成长与希望　组图 1）

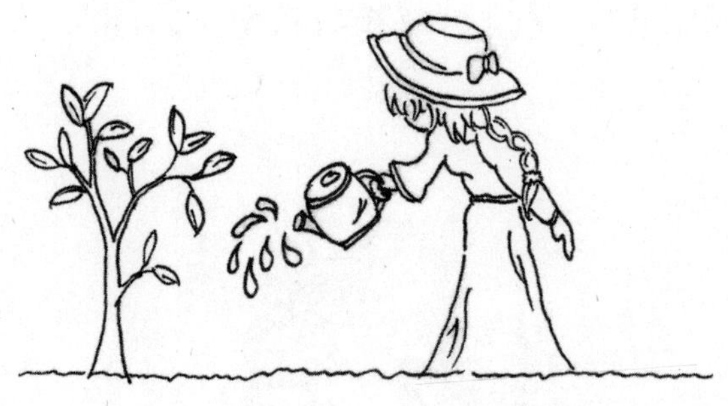

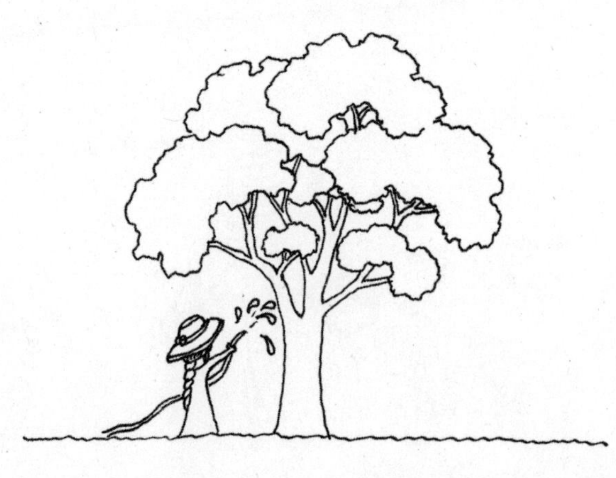

（成长与希望　组图 2）

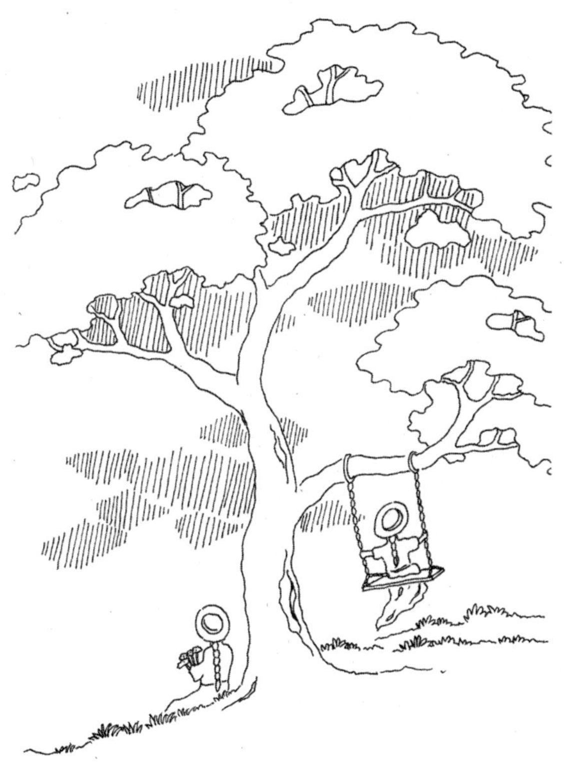

（成长与希望　组图 3）

1. 看到这组图画的第一眼，请你先进行自我察觉：

你看到了什么景象？

____

____

你猜，自己为什么会看到这些？

____

____

这可能投射出你内心深处怎样的情绪、情感和心理冲突？

____

____

你打算如何创作和修改这些画作，把它变成什么样子？

____

____

2. 在“二次创作”的过程中，察觉自己的心路历程：

哪些时候，你觉得挫败、灰心丧气，或者想要放弃？你是怎样鼓励自己坚持下来的？

____

____

哪些时候，你觉得“灵光一闪”，突然找到了好的灵感，让自己兴奋喜悦？

____

____

除了自己绘画涂色以外，你又搜集了哪些装饰粘贴到画中来？这个搜集和寻找的过程中你有什么样的感受？当你找到了自己喜欢的装饰，又有什么样的感受？

____

____

3. 喜悦与分享：恭喜，现在你终于完成了这次了不起的创作。

首先，为这些美丽的作品起个名字吧。

____

____

此刻，你内心的感受是怎样的？

____

____

这组画面中的哪些部分、哪些色彩让你觉得最喜欢、最愉悦？

____

____

请将这些作品拍照下来，分享给两位以上的亲朋好友，与他们分享你的喜悦，并给予他们你美好的祝福。可以在下边把对他们的祝福写下来，再记录下他们给你的回复。

____

____

“画里新生”（七）：丰盛与喜悦

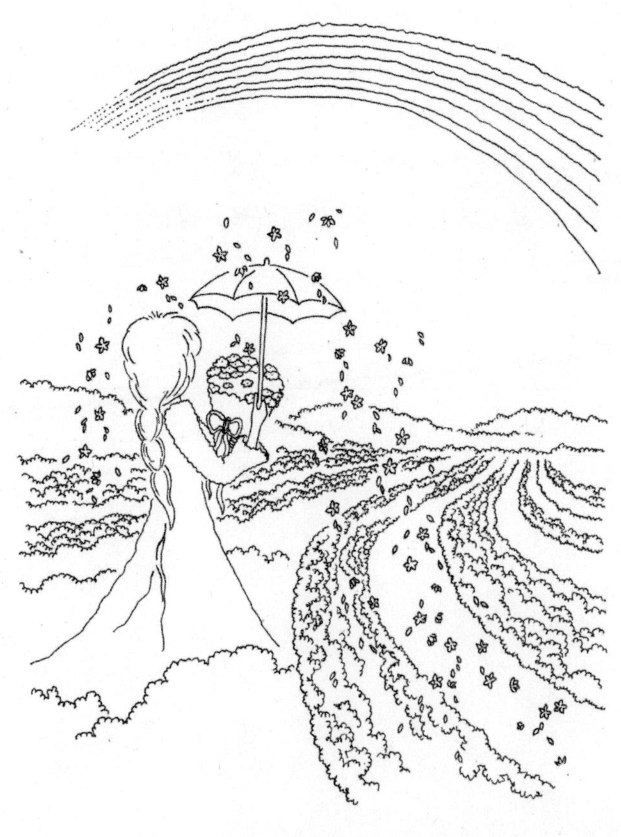

（丰盛与喜悦）

1. 看到图画的第一眼，请你先进行自我察觉：

你看到了什么景象？

____

____

你猜，自己为什么会看到这些？

____

____

这可能投射出你内心深处怎样的情绪、情感和心理冲突？

____

____

你打算如何创作和修改这幅画作，把它变成什么样子？

____

____

2. 在“二次创作”的过程中，察觉自己的心路历程：

哪些时候，你觉得挫败、灰心丧气，或者想要放弃？你是怎样鼓励自己坚持下来的？

____

____

哪些时候，你觉得“灵光一闪”，突然找到了好的灵感，让自己兴奋喜悦？

____

____

除了自己绘画涂色以外，你又搜集了哪些装饰粘贴到画中来？这个搜集和寻找的过程中你有什么样的感受？当你找到了自己喜欢的装饰，又有什么样的感受？

____

____

3. 喜悦与分享：恭喜，现在你终于完成了这次了不起的创作。

首先，为这幅美丽的作品起个名字吧。

____

____

此刻，你内心的感受是怎样的？

____

____

画面中的哪些部分、哪些色彩让你觉得最喜欢、最愉悦？

____

____

请将这幅作品拍照下来，分享给两位以上的亲朋好友，与他们分享你的喜悦，并给予他们你美好的祝福。可以在下边把对他们的祝福写下来，再记录下他们给你的回复。

____

____